女性體態改善圖鑑

解決常見身形問題

渡部龍哉
TATSUYA WATANABE

前言

成熟女性總是離不開對身型的煩惱！

- 不知不覺間，自己已經開始選擇遮掩身型的衣服，而不是自己喜歡的衣服了。

- 隨著就業、結婚、產子等人生階段的變遷，越來越感覺到身型的變化。

- 曾經因為自卑，而把自己的體型歸咎於遺傳，覺得是「因為和父母體型相似」。

- 試著努力挑戰了Instagram和YouTube上的運動，但感覺不到效果。

- 開始運動後，感覺體型有些許改變，但並未從根本上解決問題。

- 每天因為忙碌，漸漸地運動的機會變少了。

- 想要改變走樣的身型，但不知道該怎麼做。

……如果您符合以上任一情況,請別擔心!

「了解身型走樣的原因,將意識放在自己的姿勢和身體內在,並仔細地去活動。」

現在,只需持續簡單的技巧,就能修正已經偏移的骨骼和關節到正確的位置,並迅速消滅自卑。改變現在的身體、塑造未來的身體,這只有您能做到。
如果本書能成為改變您身體和人生的契機,我會感到非常高興。

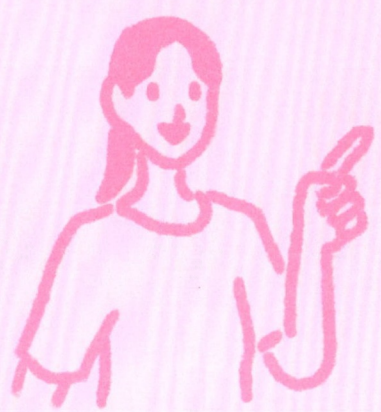

CONTENTS

前言 003

第 1 章 美麗的身體線條到底有什麼不同？

導致自卑身材的四大危險姿勢 012
關鍵詞是「骨骼」和「重心」 014
正確站姿的要領 016
正確坐姿的要領 018
正確了解「骨頭」是解決自卑的第一步 020
第二點是，正確理解並使用「肌肉」！ 022
增強運動效果的技巧 024

第 2 章 改善扁平、方正且下垂的臀部

你的臀部類型是什麼？ 028
全方位擺盪是解決所有體型困擾的基礎運動 030
使用青蛙伸展來塑造圓潤的臀部 032
使用蜘蛛伸展來使臀部和大腿線條更加纖細 034
使用旋轉動作讓腰部的脂肪更加緊實 036
使用蚌殼式90讓臀部和大腿的邊界更加明顯 038
用蚌殼式45在臀部上方塑造豐滿感，達到翹臀效果 040

臀型 1 扁平臀 042

解決扁平臀問題，必須針對這些肌肉進行訓練！ 044

- 大腿後側伸展讓臀部提升 … 046
- 仰臥的臀部拉伸，塑造臀部形狀 … 048
- 使用四股拉伸放鬆髖關節周圍的肌肉 … 050
- 透過髖鉸鏈運動使骨盆在正確的傾斜下穩定 … 052
- 透過髖鉸鏈旋轉運動來穩定骨盆的正確傾斜角度並塑造腰身 … 054
- 單腿硬舉塑造圓潤臀部並提升臀部線條 … 056

臀型 2 下垂臀

- 解決下垂臀問題，必須針對這些肌肉進行訓練！ … 058
- 透過開放背部伸展運動，打造腰部和臀部的分明線條 … 060
- 透過Z扭轉動作打造美麗的腰線 … 062
- 透過上背伸展（椅子）來改善駝背 … 064
- 透過橋式運動擊退臀部下垂 … 066
- 透過俯臥側內旋來讓四方形的臀部變圓潤 … 068
- 使用青蛙抬腿動作來活化讓骨盆前傾的肌肉 … 070
- 透過寬步深蹲緊實大腿內側並讓臀部更圓潤 … 072

臀型 3 梨形臀

- 解決梨形臀問題，必須針對這些肌肉進行訓練！ … 074
- 使用大腿外側釋放運動放鬆大腿外側的緊繃 … 076
- 透過大腿前側放鬆，改善大腿前部的緊繃感 … 078
- 利用臀部放鬆來舒緩臀部肌肉 … 080
- 使用側向內收動作鍛鍊大腿內側肌肉 … 082
- 保持弓箭步姿勢，拉伸並使用大腿前側 … 084
- 透過橋式運動擊退臀部下垂 … 086

臀型 4　鴨型臀

解決鴨型臀問題，必須針對這些肌肉進行訓練！ … 090

透過髂腰肌伸展來改善大腿前側的緊繃感與骨盆前傾 … 092

透過大腿外側伸展來消除大腿外側的緊繃感 … 094

透過椅子進行臀部伸展，讓臀部變得柔軟且圓潤 … 096

透過骨盆傾斜運動放鬆僵硬的腰部周圍肌肉 … 098

透過寬距橋式運動來解決橫向擴展的臀部 … 100

進行中立弓步，收緊內側大腿及提升臀部 … 102

第 3 章　改善腳部歪斜，穿上緊身牛仔褲

「美腿」是什麼樣的狀態？ … 108

你的腿型是哪一種？ … 110

透過剪刀腿運動使髖關節柔軟，並收緊大腿 … 112

透過雙腿旋轉運動使大腿內側肌肉柔軟 … 114

透過開腿伸展來提升內大腿肉的柔軟性並緊實 … 116

腿型 1　O 型腿

解決 O 型腿問題，必須針對這些肌肉進行訓練！ … 118

透過蛙式踢腿刺激內側大腿與臀部 … 120

透過站姿內收運動針對大腿內側肌肉進行鍛鍊 … 122

腿型 2　X 型腿

解決 X 型腿問題，必須針對這些肌肉進行訓練！ … 124

使用青蛙腿橋式運動來改善膝下的歪斜 … 126

腿型 3　XO型腿

透過後交叉弓箭步運動來啟用臀部和內側大腿肌肉　132

解決XO型腿問題，必須針對這些肌肉進行訓練！　134

透過腳趾內扣膝外翻動作解決膝下歪斜問題　136

進行站立腿彎舉以收緊大腿內後側　138

第 4 章　想改善粗壯的小腿！

小腿細的人和小腿粗的人，差別在哪裡？　140

讓小腿變粗的日常姿勢與動作　144

透過腳趾與腳踝放鬆緩解僵硬的腳趾與腳踝　146

使用下肢淋巴釋放法放鬆小腿，促進血液循環　148

第 5 章　該怎麼做才能解決只能靠遮掩的腰部贅肉呢？

透過腳趾與腳踝訓練，學習正確使用腳趾與腳踝　150

肋骨和骨盆之間有著極大的關聯　152

為什麼有些人會成為直桶狀體型，而有些人不會呢？　156

「游泳圈肉」有一個令人驚訝的原因　158

透過胸椎旋轉訓練（捲曲與延伸）放鬆僵硬的肋骨　160

透過胸椎鐘擺運動調整肋骨至正確形狀　162

使用胸椎扭轉運動來正確活動肋骨　164

透過剪刀式運動讓肋骨與骨盆聯動　166

透過半跪扭轉動作解決直桶狀體型與下半身肥胖問題　168

使用肘推起扭轉動作來塑造腰線　170

172

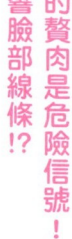

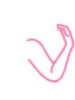

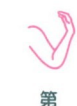

第 6 章　背部的贅肉是危險信號！會影響臉部線條！？

背部的贅肉是臉部線條鬆弛的預兆!?　176

臉部輪廓會變得更美麗！把頭部放在正確的位置，　178

知道肩胛骨的正確位置，擺脫背部脂肪外露！　180

頸部前側（胸鎖乳突肌）伸展運動，放鬆頸部前方的肌肉　182

透過頸部與肩部（斜方肌）伸展放鬆頸後肌肉　184

透過胸部（大胸肌、小胸肌）伸展運動將肩膀恢復至正確位置　186

透過下巴內收運動將頭部調回正確位置　188

透過上背部伸展運動將頭部恢復到正確的位置　190

透過W訓練收緊肩胛骨周圍　192

第 7 章　不想再擔心鬆弛的手臂，想要露出肩膀！

上臂變粗的意外原因　196

上肢淋巴釋放運動，促進淋巴流動和血液循環，讓手臂和肩部更加緊實　198

透過指反彈伸展來放鬆頸部和肩膀　200

透過雙槓屈臂支撐運動讓肩胛骨更加明顯並緊實上臂　202

結語　204

※影片分享網站有時會因為網站等狀況，未預先告知就變更或移除影片。影片如為外文，恕無法提供翻譯。如有造成不便，還請見諒。

第 1 章

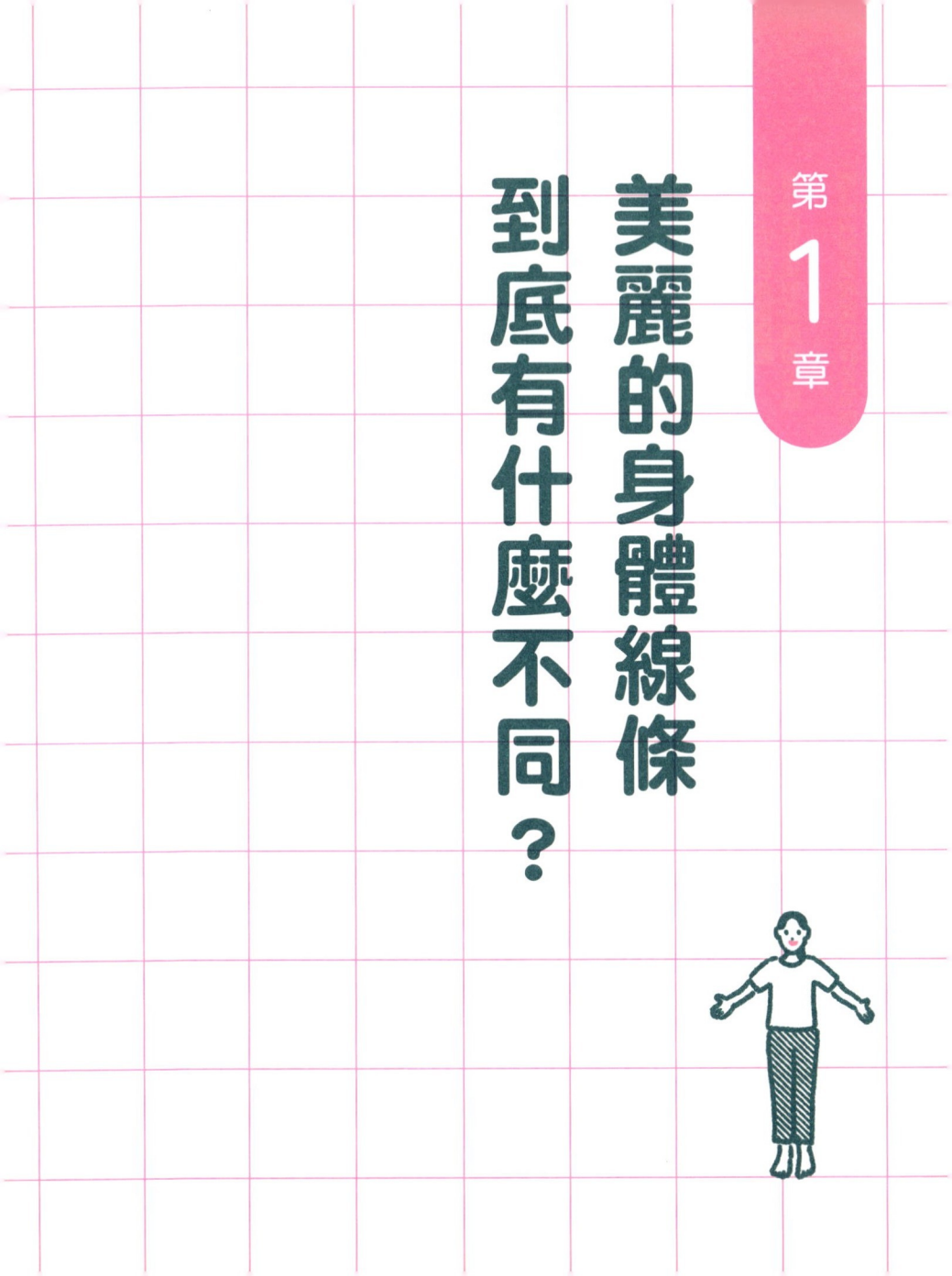

美麗的身體線條到底有什麼不同？

您認為「身體線條美麗的人」和「身體線條走樣的人」之間的區別是什麼呢？

答案就在於日常生活中的姿勢和動作。

我們以撿地上的東西為例。

身體線條美麗的人在撿起東西時，從頭部到骨盆的線條是筆直的；而身體線條走樣的人則會彎腰駝背地撿東西。

在這一章中，我們將介紹那些會導致身體線條走樣的姿勢和動作，以及改善的要點。

讓我們檢視日常的姿勢和動作，獲得不再自卑的美麗身體線條。

解決常見身形問題　女性體態改善圖鑑

查看影片！

導致自卑身材的四大危險姿勢

重點

- ✓ 低頭看手機的姿勢會導致胸部和臀部下垂，並使大腿前側變粗。
- ✓ 重心集中在單腳（休息姿勢）會使大腿外側變粗，臀部向兩側擴張。
- ✓ 翹二郎腿和駝背會使臀部下垂，並使腰部和臀部的曲線變得不明顯。
- ✓ 手肘閉合的姿勢會導致背部贅肉形成。

導致自卑身材的姿勢

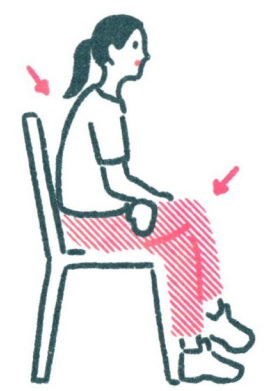

翹二郎腿和駝背
- 臀部下垂，變得方方的。
- 腰部和臀部的曲線變得不明顯。

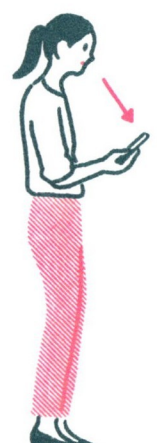

低頭看手機的姿勢
- 骨盆向前滑動，導致小腹突出。
- 胸部和臀部下垂。
- 大腿前側變粗。
- 受雙下巴和桶狀身型困擾。

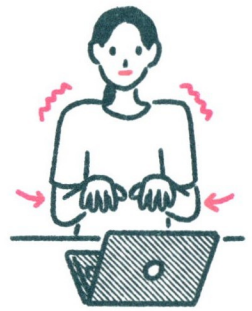

手肘閉合的姿勢
- 會受到肩膀和頸部痠痛的困擾。
- 開始在意背部的贅肉。

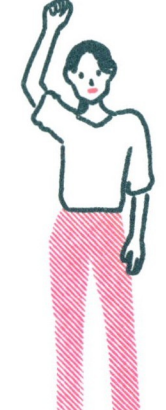

重心集中在單腳
- 大腿外側變粗，內側的肉變得鬆弛。
- 臀部和大腿之間的界線變得鬆弛。

關鍵詞是「骨骼」和「重心」

重點

- ✓ 正確的姿勢只需使用百分之七的肌肉。
- ✓ 感到自卑的人，骨骼位置通常有偏移。
- ✓ 日本人常見的是「搖擺背姿勢（sway back）」。

解決常見身形問題 女性體態改善圖鑑

第 1 章 美麗的身體線條到底有什麼不同？

正確的姿勢是什麼？

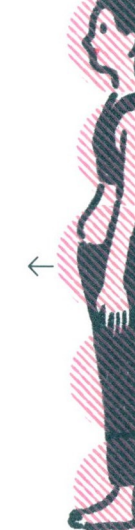

○ 正確的姿勢
頭部、肋骨、骨盆、膝蓋和腳的骨骼平衡地垂直堆疊在一起的狀態。

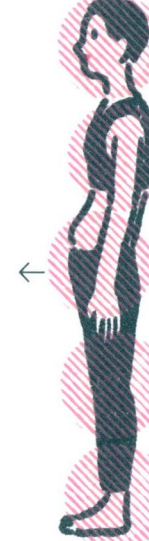

✕ 搖擺背姿勢
骨盆前傾，上半身向後傾斜的狀態。

假設仰躺時的肌肉使用量為零，那麼**正確的站立姿勢只需使用百分之七的肌肉**。

這裡所說的「正確姿勢」是指頭部、肋骨、骨盆、膝蓋和腳的骨骼平衡地垂直堆疊在一起的狀態。

此外，要只用百分之七的肌肉來站立，「重心」也非常重要。日本人最常見的姿勢是「搖擺背姿勢」。

請想像一下疊疊樂（Jenga）。當積木傾斜快要倒下時，會在另一側堆疊來平衡對吧？同樣地，具有「搖擺背姿勢」的人，因為骨盆前移，會將上半身向後傾以維持平衡。這樣會導致大腿前側變粗、臀部下垂、小腹突出等自卑問題增加。

由此可見，**產生自卑的原因，多數隱藏在日常的姿勢和動作之中。**

正確站姿的要領

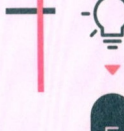

LEARNING

PRACTICE

重點

✓ 比起每週一次的訓練，日常中維持正確姿勢更重要。

✓ 有意識地保持「頭頂和綁鞋帶的位置相互向上拉扯」。

✓ 當姿勢正確時，會感覺腹部深處被提起。

解決常見身形問題
女性體態改善圖鑑

第 1 章　美麗的身體線條到底有什麼不同？

正確站姿的要領

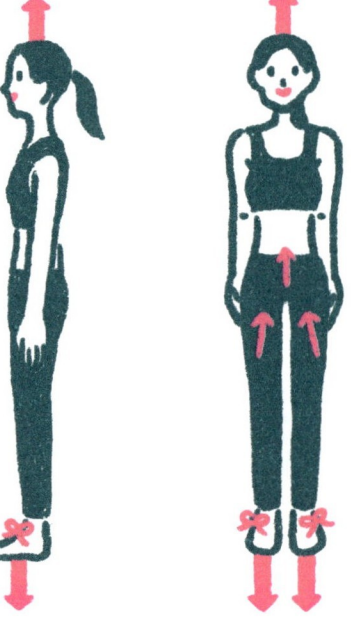

- 腹部深處被提起。
- 大腿內側向身體中心提拉。
- 臀部向上提起。
- 視線提高（想像看向二至三公里遠的地方）。
- 舌頭輕貼上顎。

能在日常中有意識地保持正確姿勢的人，和每週一次、一小時的私人訓練課程中努力的人相比，哪一個更能擁有美麗的身體線條呢？

正確答案是「在日常中有意識地保持正確姿勢的人」。

即使每週一次的訓練很努力，但肌肉的持續效果有限，身體線條很快就會走樣。然而，<u>只需「在日常中意識著正確姿勢」，就能改善自卑問題</u>。

維持正確站姿最簡單的方法就是，保持「頭頂和綁鞋帶的位置相互向上拉扯」的意識。

當能夠做到這一點時，會產生腹部深處被提起的感覺，**同時也能進行深層呼吸，使疲勞更容易改善**。意識到正確的姿勢，不僅能擁有美麗的身體線條，還能擁有美麗的內在。

- 017 -

正確坐姿的要領

重點

- ✓ 即使工作無法改變,也可以調整桌面環境。
- ✓ 若螢幕位置過低,下顎骨角(臉頰下半部)會變寬。
- ✓ 張開手肘可以讓肩膀放鬆下沉。
- ✓ 每二十分鐘站起來一次。

正確坐姿的要領

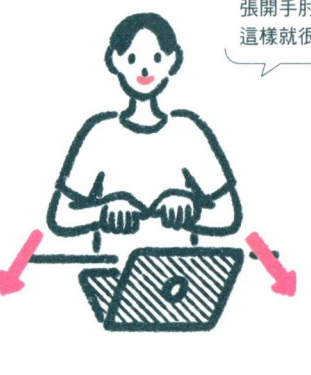

張開手肘，肩膀會自然下沉，這樣就很好。

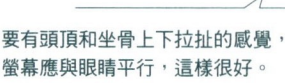

要有頭頂和坐骨上下拉扯的感覺，螢幕應與眼睛平行，這樣很好。

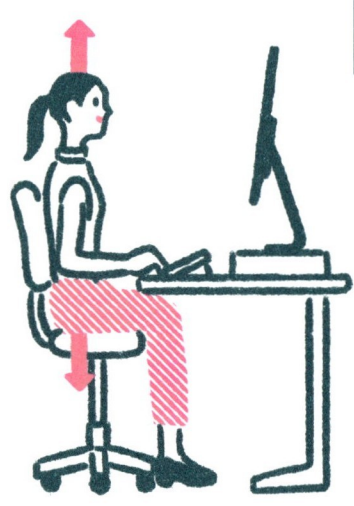

對於經常坐在辦公桌前工作的現代人來說，「選擇不坐著的工作」幾乎是不可能的。然而，即使無法改變工作本身，仍然可以透過調整桌面環境來保持正確的姿勢。

例如，若螢幕位置過低，視線會下降，導致下巴收回，這樣會增加咀嚼肌的緊張，**不僅會造成頸部和肩部的僵硬，還會使下顎骨角變寬**。因此，可以放置台子以提高螢幕位置，或是選擇較大的螢幕，這樣會更好。

長時間坐著會導致身體的關節變得僵硬、變得難以活動，並且臀部下方的肌肉無法使用，**進一步造成臀部形狀的變形**。

如果想要緩解這種情況而盲目地伸展髖關節，反而會導致腰部過度彎曲，因此首先應該有意識地進行一些簡單的動作，例如「每二十分鐘站起來一次」。

正確了解「骨頭」是解決自卑的第一步

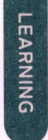

重點

- ✓ 如果頭部向前伸出五公分，頸部的壓力會增加到兩倍。

- ✓ 如果肋骨的形狀變形，就會變成直桶狀體型。

- ✓ 在體表面積僅佔百分之一的腳底下，卻承載著兩百多根骨頭。

解決女性常見體態改善身形問題圖鑑

第 1 章　美麗的身體線條到底有什麼不同？

對於美麗體態重要的骨骼

肩胛骨
肩胛骨下降時，頸部線條會變得更為修長。

頭部
目光看遠處。看近處會使頭部前傾，而頭部前傾五公分，將加重頸部壓力。

肋骨
肋骨形狀變形會導致直桶狀體型，呼吸變淺。

骨盆
位置和傾斜角度會影響腿部和臀部的形狀。

大腿骨
只要改變正確的移動方式，就能迅速變細。

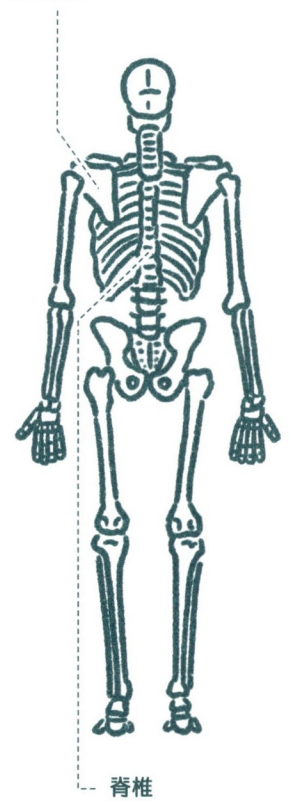

脊椎
讓胸椎可以活動，是改善自卑的捷徑。

腳部
站立時，在僅佔體表面積百分之一的腳底上承載著超過兩百根骨頭。

第二點是，正確理解並使用「肌肉」！

重點

- ✓「髂腰肌」是解決下半身肥胖的關鍵。
- ✓ 如果能正確使用「恥骨肌」，內側大腿就會緊實。
- ✓ 能夠全面使用「臀肌」的上下部分，臀部就會變得圓潤。

對於美麗體態重要的肌肉

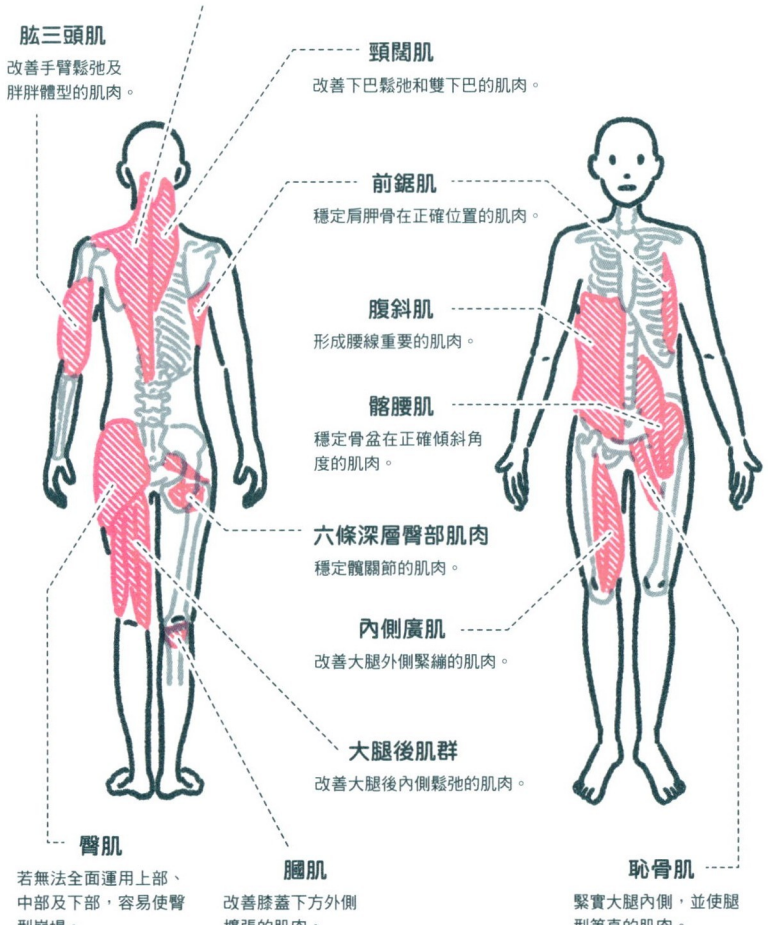

斜方肌
若能使用下部、頸部至肩膀的輪廓會更美。

肱三頭肌
改善手臂鬆弛及胖胖體型的肌肉。

頸闊肌
改善下巴鬆弛和雙下巴的肌肉。

前鋸肌
穩定肩胛骨在正確位置的肌肉。

腹斜肌
形成腰線重要的肌肉。

髂腰肌
穩定骨盆在正確傾斜角度的肌肉。

六條深層臀部肌肉
穩定髖關節的肌肉。

內側廣肌
改善大腿外側緊繃的肌肉。

大腿後肌群
改善大腿後內側鬆弛的肌肉。

臀肌
若無法全面運用上部、中部及下部,容易使臀型崩塌。

膕肌
改善膝蓋下方外側擴張的肌肉。

恥骨肌
緊實大腿內側,並使腿型筆直的肌肉。

增強運動效果的技巧

重點

- ✓ 站姿時,保持頭頂和綁鞋帶位置上下拉扯的感覺;坐姿時,保持頭頂和坐骨上下拉扯的感覺。
- ✓ 想像腹部深處和大腿內側被提升的感覺。
- ✓ 避免低頭,保持視線向上。

第 1 章 美麗的身體線條到底有什麼不同？ 解決常見身形問題 女性體態改善圖鑑

就從這裡開始！起始時的姿勢

運動效果因姿勢而大不相同，
先調整好基本姿勢，再進行各項運動。

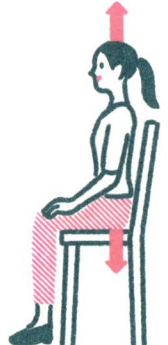

坐姿

- 想像頭頂和坐骨互相拉扯的感覺。
- 想像腹部深處和大腿內側被提升的感覺。
- 避免低頭，保持視線向上。
- 腳的間距和膝蓋間距保持一個拳頭寬度。
- 使腳尖和膝蓋方向一致。

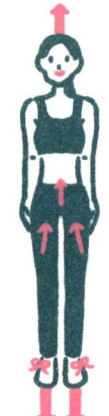

站立姿勢

- 想像頭頂和綁鞋帶位置上下拉扯的感覺。
- 想像腹部深處和大腿內側被提升的感覺。
- 避免低頭，保持視線向上。

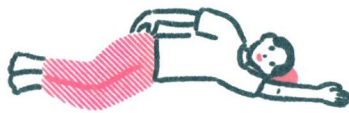

側臥姿勢

- 想像頭頂和坐骨上下拉扯的感覺。
- 想像腹部深處被提升的感覺。
- 避免低頭，視線保持在眼睛高度。
- 在腰部和地面之間留出兩到三根手指的間隙。

仰臥姿勢

- 想像頭頂和綁鞋帶位置拉扯的感覺。
- 想像腹部深處和大腿內側被提升的感覺。
- 避免低頭，視線保持正上方。
- 額頭和下巴的連線與地面平行。
- 在腰部與地面間，留出手掌寬度的間隙。

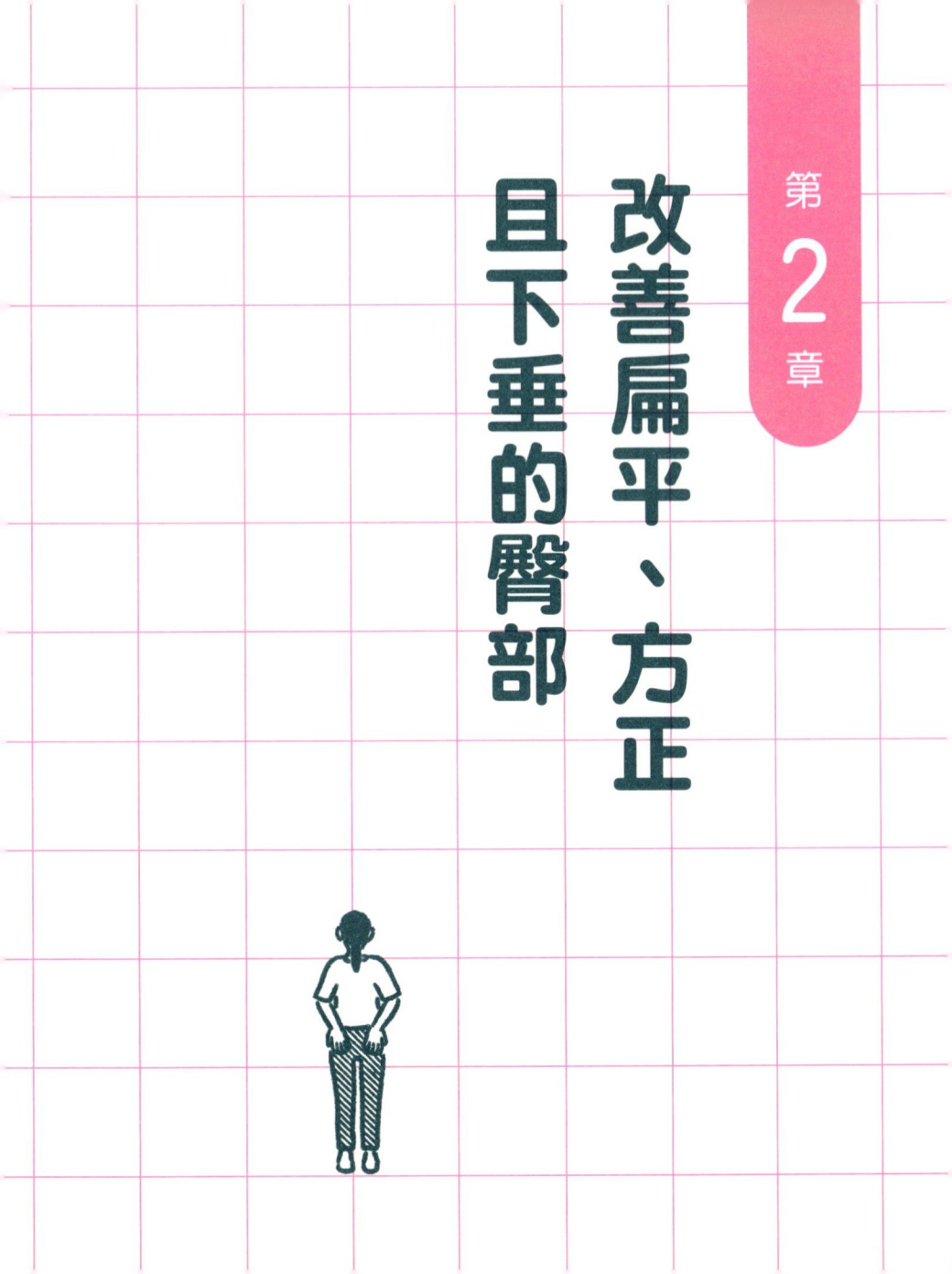

第 2 章

改善扁平、方正且下垂的臀部

「臀部下垂，讓雙腿看起來變短了」、
「想把方形臀部變成圓潤臀部」、
「想改善從衣物邊緣擠出的贅肉」
──這些都是二十代後半至三十代女性的臀部困擾之一。

如果能在日常中保持正確的姿勢，
便可塑造出圓潤緊實的臀部，
但若習慣了駝背或前傾腰的姿勢，
臀部容易下垂或變方正。

由此可見，姿勢的好壞對臀部形狀有很大的影響。
在第二章中，我們會將臀部分為四種類型，
透過「適用所有類型的基礎練習」以及
「針對自身臀部類型的專屬練習」的步驟，
逐步打造理想的臀部！

查看影片！

你的臀部類型是什麼？

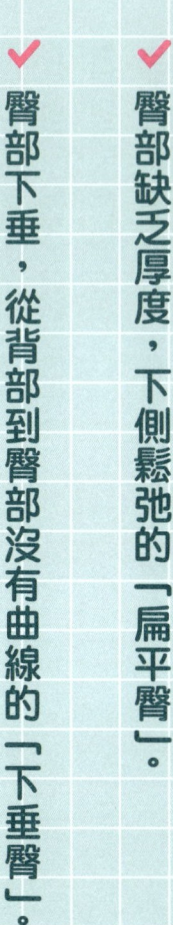

重點

- ✓ 臀部缺乏厚度，下側鬆弛的「扁平臀」。
- ✓ 臀部下垂，從背部到臀部沒有曲線的「下垂臀」。
- ✓ 臀部下側與大腿外側結實的「梨形臀」。
- ✓ 臀部向兩側擴張，大腿前側結實的「鴨形臀」。

檢查臀部類型的方法

① 站在距離牆壁約十公分的位置（背部或臀部不碰到牆的距離）。不用刻意調整姿勢，保持平時的姿勢即可。
② 慢慢向後退，當背部或臀部其中一處碰到牆壁時停止（如果判斷困難，可以檢查身體和牆壁之間的空隙）。

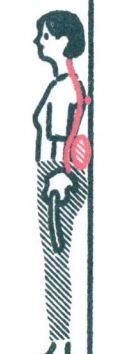

▼ 扁平臀（P42）

背部靠到牆壁，臀部沒有碰到牆壁。

▼ 梨形臀（P74）

背部靠到牆壁，臀部碰到牆壁或勉強接觸到牆壁。

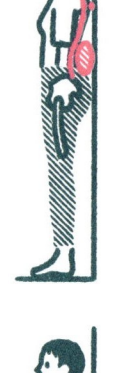

▼ 下垂臀（P58）

背部靠到牆壁，臀部勉強接觸到牆壁，頭部沒有碰到牆壁。

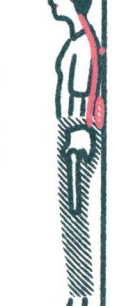

▼ 鴨形臀（P90）

臀部靠到牆壁，頭部碰到牆壁或勉強接觸到牆壁。

第 2 章　改善扁平、方正且下垂的臀部

解決常見身形問題
女性體態改善圖鑑

- 029 -

全方位擺盪

是解決所有體型困擾的基礎運動

LEARNING
PRACTICE

效果

- ✓ 提升脊椎周圍和髖關節的柔軟性。
- ✓ 改善駝背和腰椎前凸。
- ✓ 透過提高腰部位置來達成延長腿部的效果。

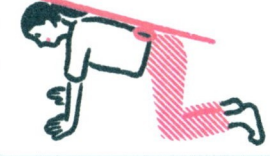

起始姿勢的重點

採取四足跪姿／頭部不要下垂／
手腕位於肩膀正下方／膝蓋位於髖關節正下方／
腳與膝蓋的寬度保持一個拳頭寬。

第 2 章 改善扁平、方正且下垂的臀部

PROCESS. 1

以胸口為中心，重複拱起背部和凹下背部的動作。

▶ 注意不要僅僅移動頭部。

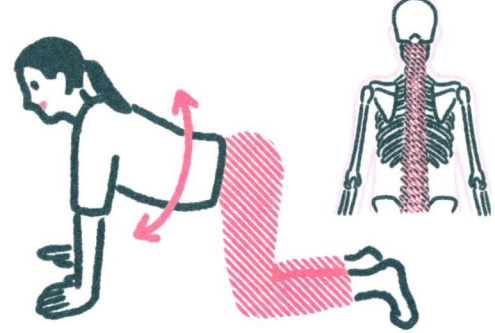

這些地方要注意！

PROCESS. 2

將胸口像鐘擺一樣左右擺動。

▶ 肩膀和骨盆不要左右偏移。

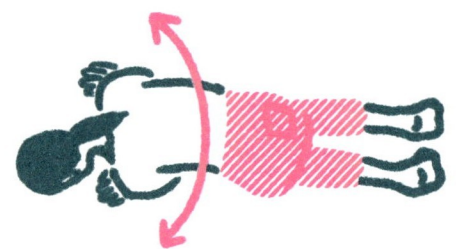

PROCESS. 3

將胸口依序向上→右→下→左，畫出一個圓的動作，反方向也進行一遍。

▶ 想像成大繩擺動的感覺。

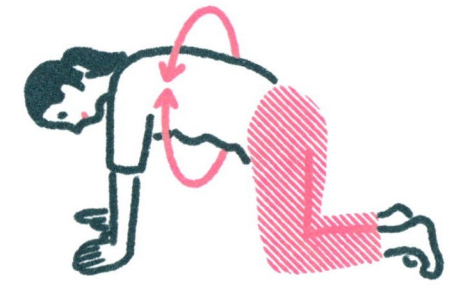

每個步驟來回 **10** 次　目標

- 031 -

使用蜘蛛伸展來使臀部和大腿線條更加纖細

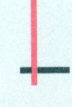

LEARNING

PRACTICE

效果

✓ 讓向外擴展的臀部肉肉更加緊實。

✓ 清晰勾勒出臀部與大腿的邊界。

✓ 放鬆大腿前側的緊繃,讓它變得更加緊實。

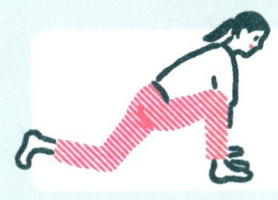

起始姿勢的重點

右腿向前跨出,雙手撐地／手腕位於肩膀正下方／
右腳的腳尖和膝蓋向外展開30度／
後腿的腳跟避免向外翻。

- 032 -

第 2 章　改善扁平、方正且下垂的臀部

這些地方要注意！

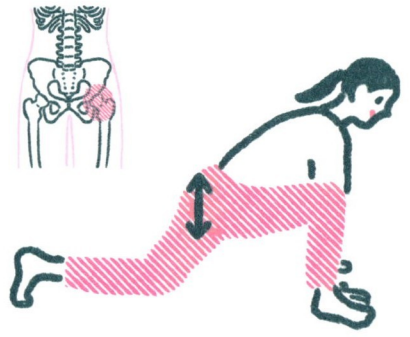

PROCESS. 1

抬起後腿膝蓋，讓臀部成為支點，上下彈跳。

▶ 彈跳時，膝蓋容易向內收，請注意。
▶ 骨盆容易向橫向偏移，請注意。

目標　左右交替各做 **20** 次

PROCESS. 2

把臀部向後推，伸直右腿。拉伸大腿後側，然後回到起始姿勢。

目標　左右交替各做 **10** 次

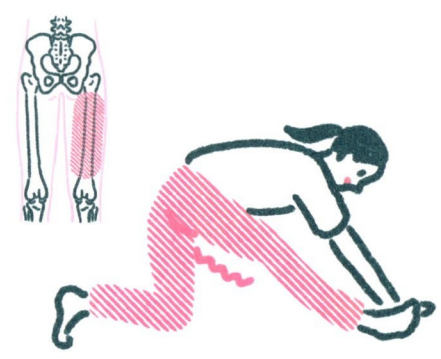

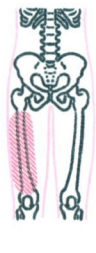

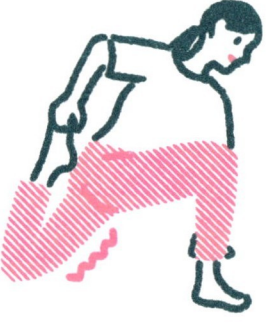

PROCESS. 3

彎曲左腿膝蓋，右手抓住左腳尖。將腳跟靠近臀部。

▶ 請注意不要讓臀部後移。
▶ 如果覺得困難，可以用毛巾繞住腳踝。

目標　左右交替各做 **30** 秒

使用青蛙伸展來塑造圓潤的臀部

LEARNING
PRACTICE

效果

- ✓ 增加臀部和內大腿肌肉的柔軟性。
- ✓ 讓對提起臀部至關重要的髂腰肌發揮作用。
- ✓ 在爬樓梯時能夠使用臀部肌肉。

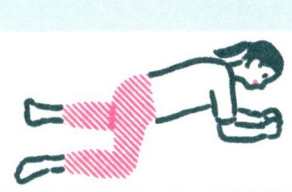

起始姿勢的重點

以手肘支撐，四肢撐地／
注意不要讓頭部掉下／肩膀下方是手肘／
膝蓋與髖關節平行。

- 034 -

這些地方要注意！

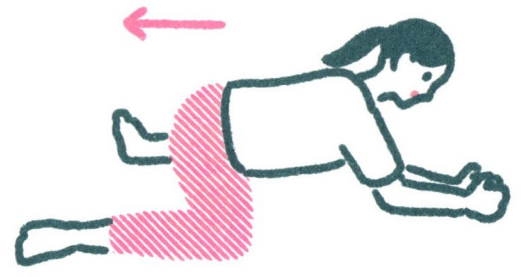
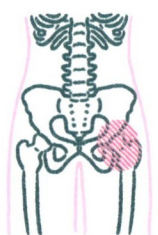

PROCESS. 1

在意識到頭部、肋骨和骨盆保持一條直線的同時，將臀部向後拉。

▶ 注意不要讓背部呈現圓弧。
▶ 如果股關節感到不適，請不要強迫自己。

目標　進行 **10** 次

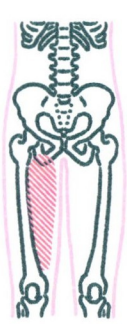
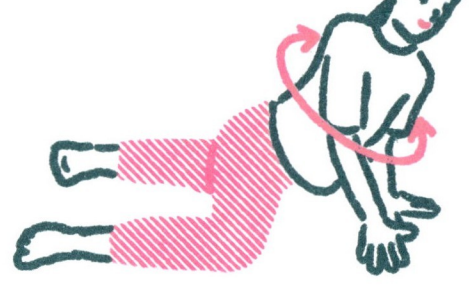

PROCESS. 2

將手放到肘部所在的位置，並將上半身從胸部開始左右扭轉。

▶ 注意不要僅是肩膀的運動。
▶ 注意保持頭部不下垂。

目標　左右交替進行 **10** 次

使用旋轉動作 讓腰部的脂肪更加緊實

LEARNING

PRACTICE

效果

- ✓ 在腰部和臀部之間打造明顯的曲線。
- ✓ 當骨盆到大腿能夠流暢運動時，可以改善下半身的肥胖。
- ✓ 使用側腹的肌肉，塑造纖細的腰身。

起始姿勢的重點

膝蓋彎曲坐下／雙腿的寬度比骨盆的寬度大／腳尖和膝蓋保持一致。

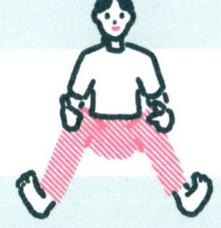

- 036 -

第 2 章　改善扁平、方正且下垂的臀部

解決常見身形問題　女性體態改善圖鑑

これ些地方要注意！

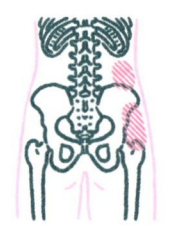

PROCESS. 1

從骨盆開始旋轉,將雙膝倒向右側。

▶ 順序是骨盆 → 大腿這樣運動。
▶ 以使用側腹肌肉為目標。

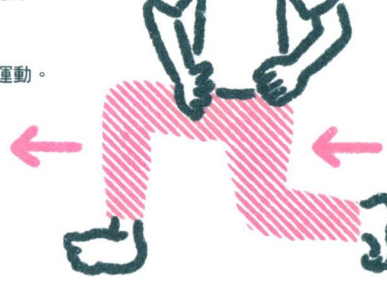

PROCESS. 2

使用左側腹斜肌(側腹)時,將身體向右旋轉。

▶ 注意從骨盆開始運動。
▶ 上半身容易向後倒,請注意。

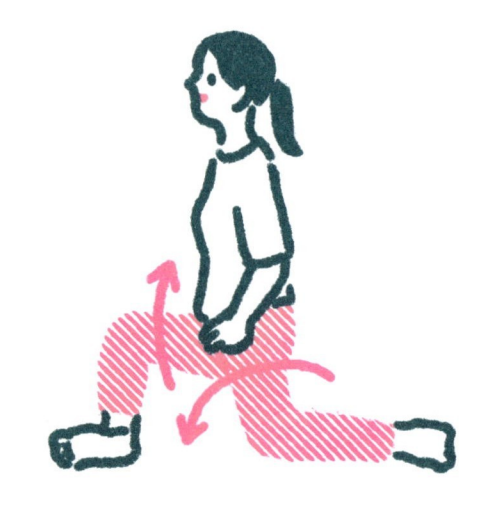

目標　左右交替進行 **10** 次

使用蚌殼式90 讓臀部和大腿的邊界更加明顯

LEARNING

PRACTICE

效果

✓ 在臀部下方形成圓潤感。

✓ 使臀部與大腿的邊界更加明顯。

✓ 改善X型腿或XO型腿等腿部歪斜。

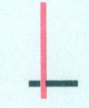

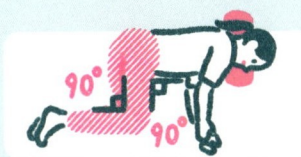

起始姿勢的重點

準備枕頭以防頭部下垂／側躺／股關節和膝蓋彎曲成90度。

第 2 章　改善扁平、方正且下垂的臀部

這些地方要注意！

PROCESS. 1

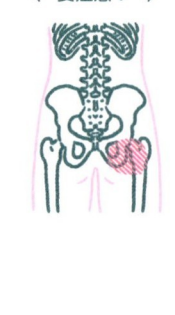

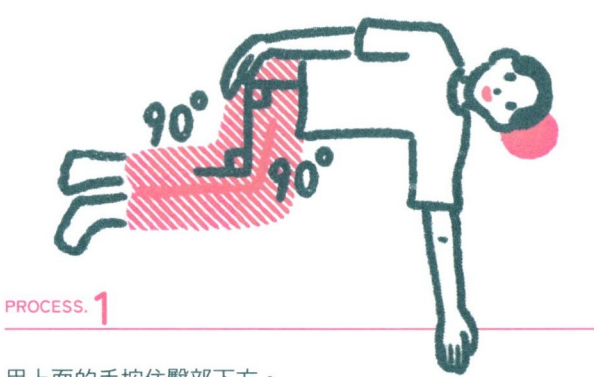

用上面的手按住臀部下方。

▶ 確保頭部、肋骨、骨盆成一直線。
▶ 注意不要讓視線朝下。

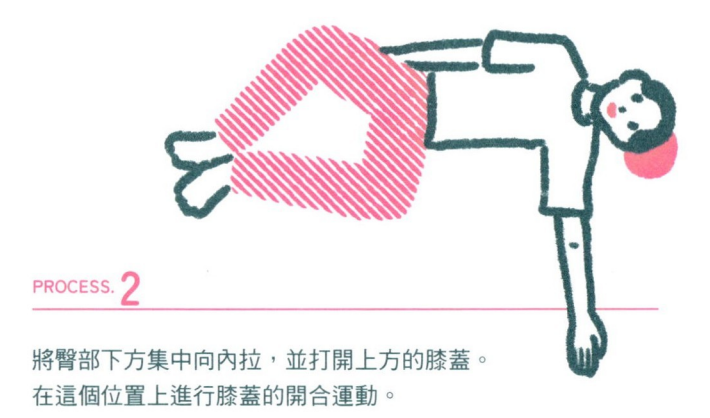

PROCESS. 2

將臀部下方集中向內拉，並打開上方的膝蓋。
在這個位置上進行膝蓋的開合運動。

▶ 注意避免僅用膝蓋來移動。
▶ 如果感覺不到臀部的效果，可以保持10～20秒後再開合膝蓋，這樣效果會更好。

目標　左右交替各做 **20** 次

用蚌殼式45 在臀部上方塑造豐滿感，達到翹臀效果

效果

✓ 在臀部上方塑造豐滿感。

✓ 能夠讓臀部變得圓潤且立體。

✓ 解決扁平臀部的問題。

LEARNING
PRACTICE

起始姿勢的重點

準備枕頭以防頭部下垂／側躺／股關節彎曲45度，膝蓋彎曲90度。

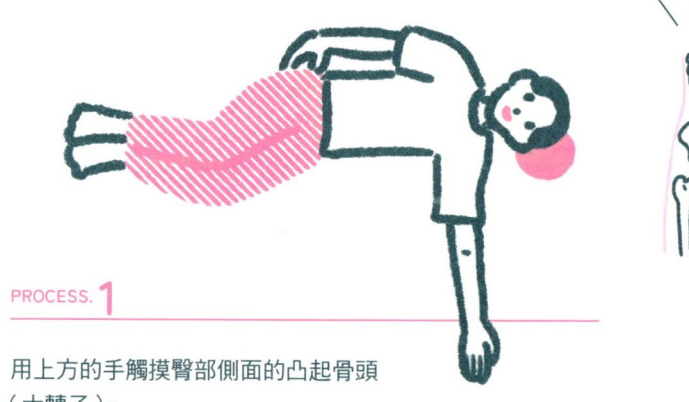

第 2 章　改善扁平、方正且下垂的臀部

\ 這些地方要注意！ /

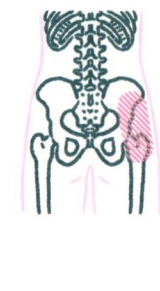

PROCESS. 1

用上方的手觸摸臀部側面的凸起骨頭（大轉子）。

▶ 頭部、肋骨、骨盆保持成一直線。
▶ 注意視線不要朝下。

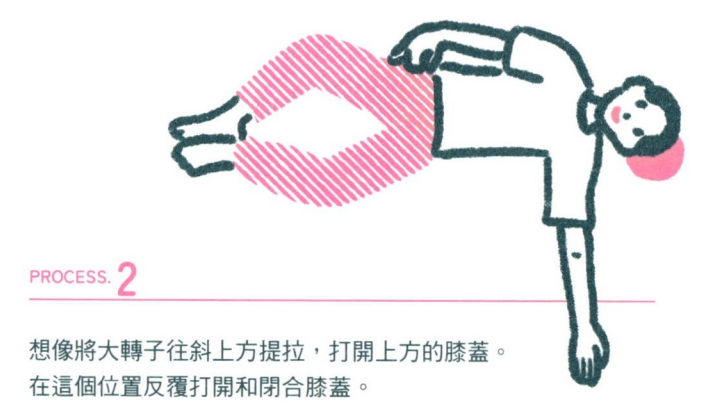

PROCESS. 2

想像將大轉子往斜上方提拉，打開上方的膝蓋。
在這個位置反覆打開和閉合膝蓋。

▶ 注意避免造成骨盆前傾。
▶ 若無法感受到臀部的發力，可先保持10～20秒再進行打開和閉合，效果更佳。

目標　左右交替各做 **20** 次

臀型1

扁平臀

臀型／扁平臀

LEARNING

PRACTICE

常見於習慣低頭看手機、突出腹部、或是肌肉量較少的人，即「扁平臀」。

「扁平臀」指的是整體缺乏厚度，下部鬆弛的臀部。

扁平臀型人的體型特徵，包括小腹突出、胸部下垂、頭部前傾，以及呈現出「隱性駝背」等。

＼扁平臀型的人具有這些特徵／

✓ **許多人頭部前傾，呈現「隱性駝背」。**

✓ **小腹突出。**

✓ **臀部缺乏厚度，下部鬆弛。**

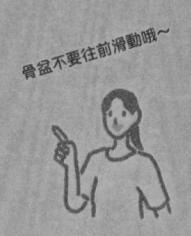

骨盆不要往前滑動哦～

扁平臀型的人的特徵 2

特徵 1
許多人頭部前傾，呈現隱性駝背。

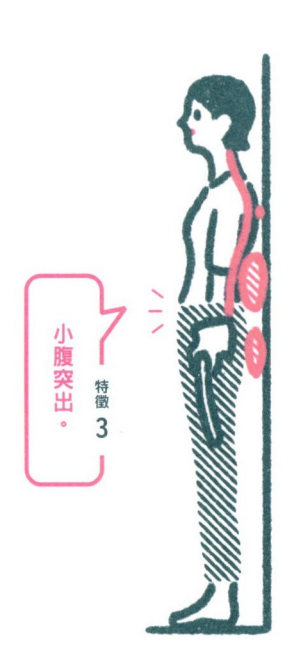

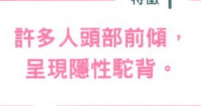

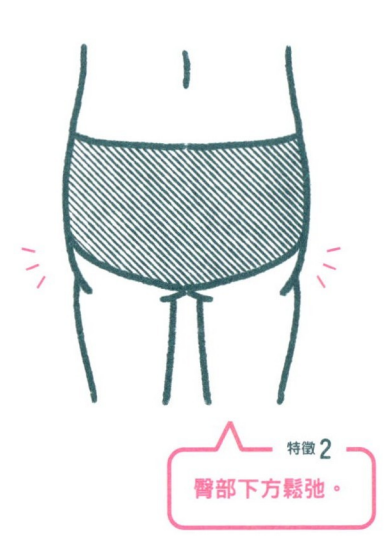

特徵 3
小腹突出。

特徵 2
臀部下方鬆弛。

（改善方法）

當觀看手機等低頭的機會多時，骨盆會向前滑動。建議**將手機拿高，或者抬頭行走**。

（原因）

由於**站立時骨盆向前滑動**，導致股關節前側的韌帶和大腿前側的肌肉過度用力，反而使臀部的肌肉無法發力，變得扁平無力。

臀型／扁平臀

LEARNING

PRACTICE

解決扁平臀問題，必須針對這些肌肉進行訓練！

重點

- ✓ 大腿後側和臀部的柔軟度對扁平臀的改善非常重要。
- ✓ 如果無法有效運用連接脊椎與腿根的髂腰肌，大腿前側會變得粗壯。
- ✓ 利用腰部曲線肌（腹外斜肌）進行扭轉運動，可以改善駝背。

扁平臀的人應注意的肌肉

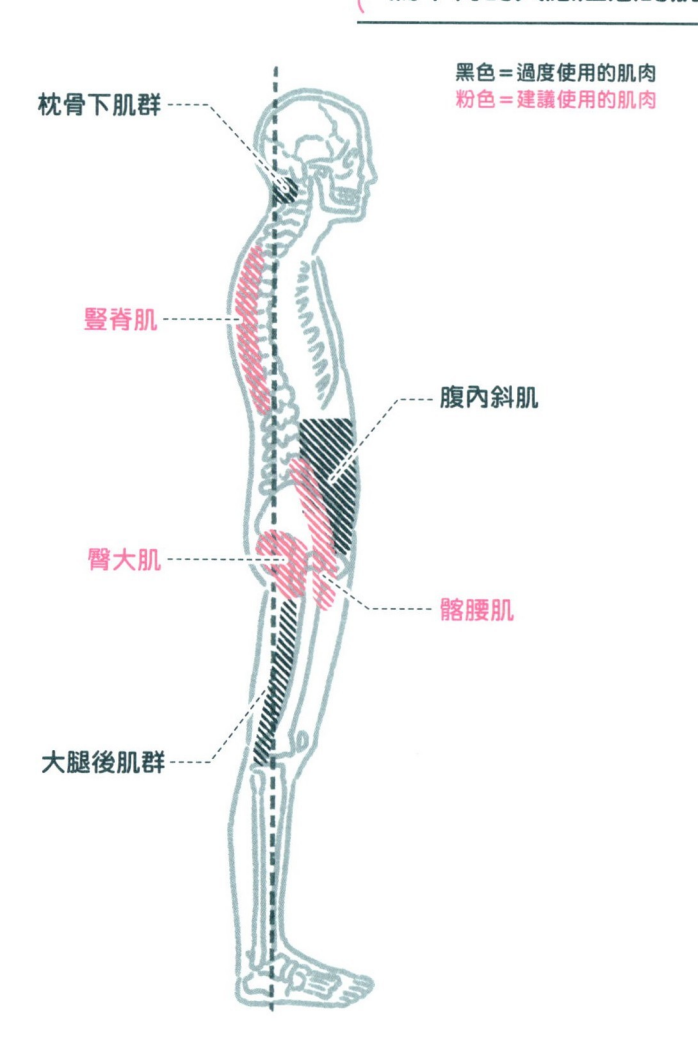

黑色＝過度使用的肌肉
粉色＝建議使用的肌肉

- 枕骨下肌群
- 豎脊肌
- 腹內斜肌
- 臀大肌
- 髂腰肌
- 大腿後肌群

臀型／扁平臀

LEARNING

PRACTICE

大腿後側伸展
讓臀部提升

效果

✓ 改善骨盆的正確傾斜角度。

✓ 改善臀部和大腿交界處鬆弛的脂肪。

✓ 使臀部和大腿的分界線更清晰。

起始姿勢的重點

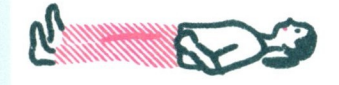

仰躺／雙腳間距約一個拳頭寬／腰部和地板之間保持手掌大小的空隙。

解決常見身形問題 女性體態改善圖鑑

第 2 章　改善扁平、方正且下垂的臀部

PROCESS. 1

將一條毛巾掛在單腳上。

▶ 使「額頭與下巴相連的線」與地板平行。
▶ 將腳尖與膝蓋的方向對齊。

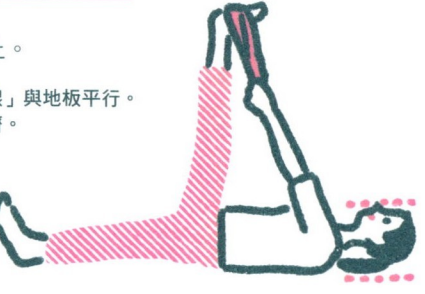

這些地方要注意！

PROCESS. 2

拉緊毛巾，伸展大腿後側。

▶ 注意下巴容易上抬。
▶ 注意臀部容易離開地板。

目標　左右各 **20** 秒

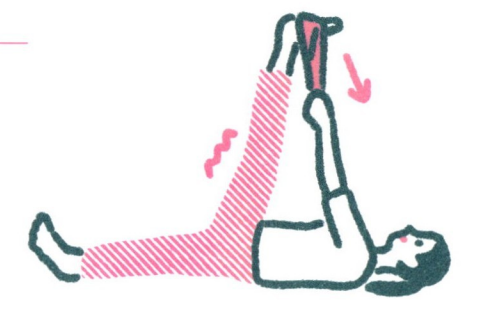

PROCESS. 3

彎曲膝蓋並拉近毛巾，伸展臀部與大腿的交界處。

▶ 拉近後稍微伸直膝蓋，增加伸展感。
▶ 注意臀部容易離開地板。

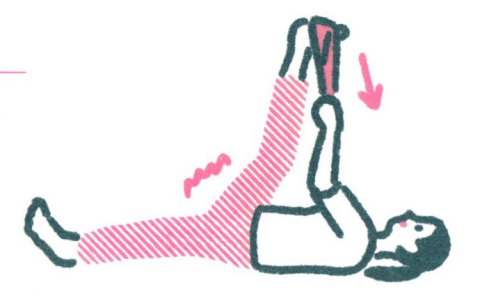

目標　左右交換保持 **20** 秒

- 047 -

臀型／扁平臀

LEARNING

PRACTICE

仰臥的臀部拉伸，
塑造臀部形狀

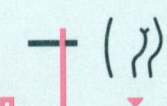

效果

✓ 讓臀部更有圓潤感。

✓ 增加日常生活中使用臀部肌肉的機會。

✓ 使臀部下方的贅肉變得緊實。

起始姿勢的重點

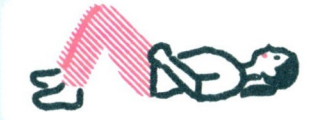

膝蓋彎曲平躺／腳的間距為一個拳頭寬／
腰部與地板之間留出一個手掌的空隙。

解決常見身形問題 女性體態改善圖鑑

第 2 章　改善扁平、方正且下垂的臀部

這些地方要注意！

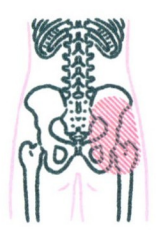

PROCESS. 1

右腳放在左腿的大腿上。

▶ 上面放腳的骨盆容易上升，要注意。
▶ 確保「額頭和下巴連線」與地板平行。

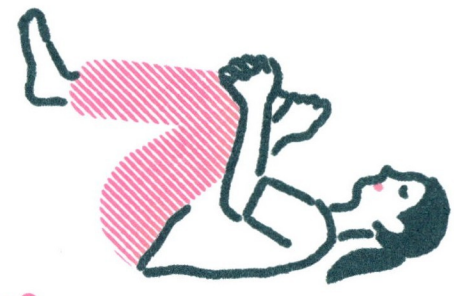

這樣可以更加善用臀部肌肉♪

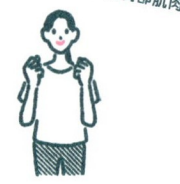

PROCESS. 2

用雙手抱住左腿的膝蓋，拉進來，伸展臀部肌肉。

▶ 注意不要讓下巴和肩膀抬起來。
▶ 如果髖關節痛，可以做四股拉伸（P.50）來幫助。

目標 左右交替保持 **20** 秒

臀型／扁平臀

LEARNING

PRACTICE

使用四股拉伸放鬆髖關節周圍的肌肉

效果

✓ 增加髖關節周圍的柔韌性。

✓ 讓骨盆前傾的肌肉（髂腰肌）能夠有效使用。

✓ 緊實內側大腿肌肉。

起始姿勢的重點

以空氣椅姿勢蹲下／將腳尖和膝蓋的角度外展45度／將手肘放在大腿上。

第 2 章 改善扁平、方正且下垂的臀部

解決常見身形問題 女性體態改善圖鑑

這些地方要注意！

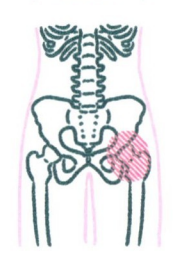

PROCESS. 1

以髖關節為支點，讓身體上下彈動。

▶ 注意骨盆不要後傾。
▶ 確保頭部、肋骨和骨盆保持在一直線上。
▶ 小腿與地面保持垂直。

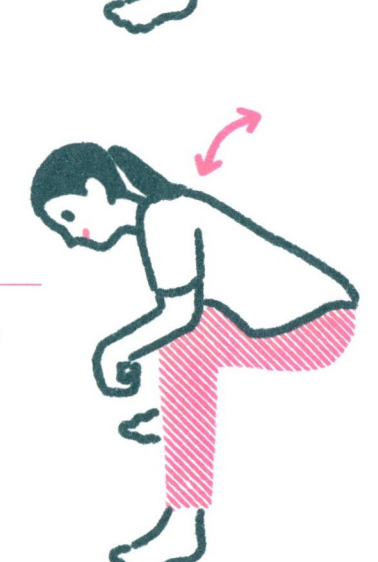

PROCESS. 2

以髖關節為支點，上半身向前傾倒再回正。

▶ 避免只有頭部在動。
▶ 注意骨盆不要後傾。

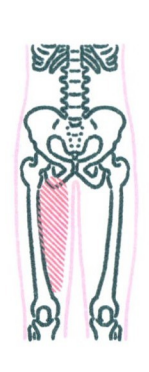

每個動作重複 **20** 次　目標

- 051 -

臀型／
扁平臀

LEARNING

PRACTICE

透過**髖鉸鏈運動**
使骨盆在正確的
傾斜下穩定

效果

✓ 骨盆可以在正確的傾斜角度下穩定。

✓ 可以運用讓骨盆前傾的肌肉（髂腰肌）。

✓ 改善下半身肥胖。

起始姿勢的重點

雙膝彎曲坐在地板上／
確保腳尖與膝蓋方向一致。

第 2 章 改善扁平、方正且下垂的臀部

解決常見身形問題 女性體態改善圖鑑

PROCESS. 1

保持頭部、肋骨和骨盆呈一直線,同時將上半身向後傾。

▶ 注意不要讓骨盆後傾。
▶ 想像脖子延長的感覺。

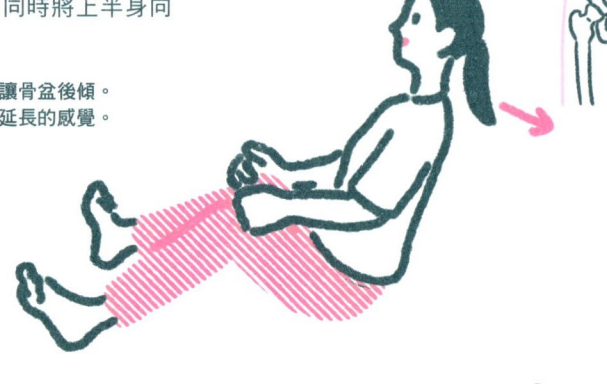

這些地方要注意!

PROCESS. 2

雙手向前伸直,並抬起一隻手。

▶ 需注意,手臂抬得過高時容易形成腰部過度彎曲。
▶ 注意不要讓頭部前傾。

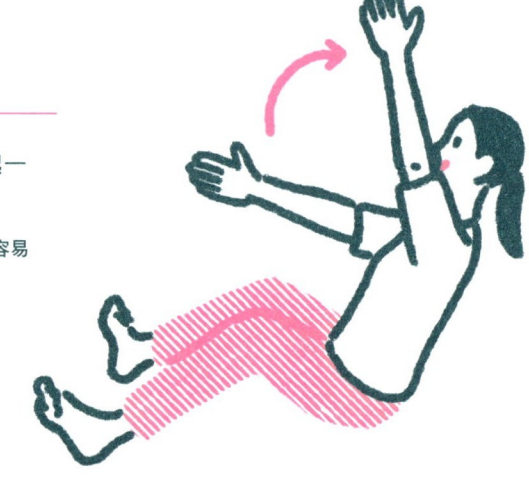

目標 左右交替進行 **10** 次

- 053 -

臀型／扁平臀

LEARNING

PRACTICE

透過髖鉸鏈旋轉運動來穩定骨盆的正確傾斜角度並塑造腰身

效果

✓ 骨盆能夠穩定在正確的傾斜角度。

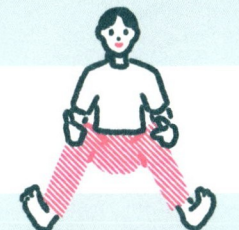

✓ 使胸椎與肋骨能夠靈活活動。

✓ 塑造腰部曲線。

起始姿勢的重點

雙膝彎曲坐於地板上／
使腳尖和膝蓋的方向一致。

第 2 章 改善扁平、方正且下垂的臀部

解決常見身形問題 女性體態改善圖鑑

PROCESS. 1

保持頭部、肋骨和骨盆在一條直線上，同時將上半身向後拉。

▶ 注意不要讓骨盆後傾。
▶ 想像把脖子拉長的感覺。

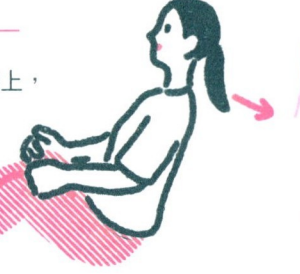

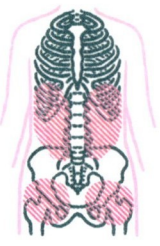

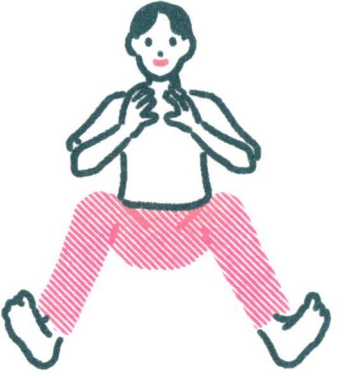

這些地方要注意！

PROCESS. 2

擺出雙手，像拿著魔術方塊在胸前的姿勢。

▶ 注意不要讓頭部向前突出。

PROCESS. 3

左手向前轉動，右手向後轉動，同時將胸部扭向右側。

▶ 注意不要僅用手做扭轉動作。
▶ 一邊吐氣一邊進行，可提升效果。

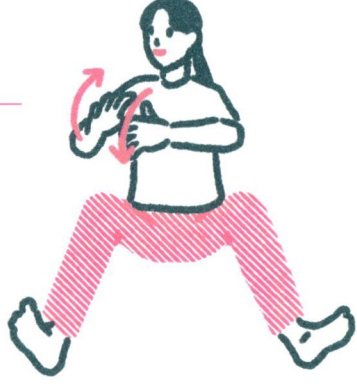

目標 左右交替進行 **20** 次

臀型／扁平臀

LEARNING

PRACTICE

單腿硬舉

塑造圓潤臀部並提升臀部線條

效果

☑ 明確劃分臀部與大腿的界線。

☑ 讓臀部變得圓潤並提升臀部線條。

☑ 緊實內側大腿。

起始姿勢的重點

站立時手扶牆壁／腳尖和膝蓋方向保持一致。

第 2 章 改善扁平、方正且下垂的臀部

解決常見身形問題 女性體態改善圖鑑

PROCESS. 1

將靠牆的反方向腳抬離地面。

▶ 保持腹部深層和內側大腿上提的感覺。
▶ 注意骨盆不要偏向一側。

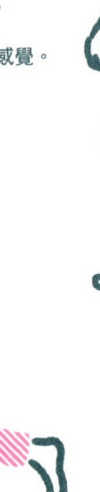

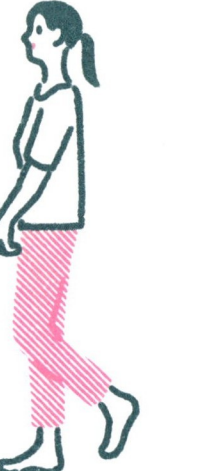

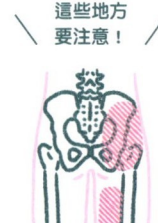

這些地方要注意！

PROCESS. 2

保持抬腳姿勢，輕微彎曲靠牆側的膝蓋，以髖關節為支點向前傾。

▶ 避免膝蓋彎曲過度，以免過度使用大腿前側。
▶ 注意骨盆不要後傾。

PROCESS. 3

維持下腹部上提的意識，將上半身還原到原位。

▶ 若靠牆側大腿後側有拉伸感，是很好的狀態。
▶ 若有感覺到在使用臀部，也是很好的狀態。

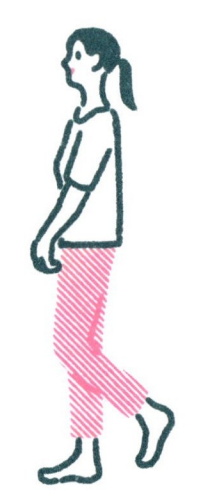

左右交換各做 **10** 次　目標

- 057 -

臀型 2 下垂臀

▼ 臀型／下垂臀

LEARNING

PRACTICE

長時間久坐，或在辦公桌工作的人、低頭走路的人身上，容易見到「下垂臀」。「下垂臀」是指從背部到臀部缺乏線條感，整體下垂的臀部。

下垂臀類型的人，身材特徵是典型駝背、缺乏腰線的直桶狀身材等。

＼下垂臀型的人具有這些特徵／

✓ **從背部到臀部缺乏線條感。**

✓ **臀部缺少厚度且下垂。**

✓ **經常低頭的典型駝背。**

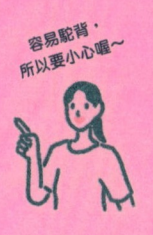

容易駝背，所以要小心喔～

解決常見身形問題 女性體態改善圖鑑

第 2 章　改善扁平、方正且下垂的臀部

～下垂臀類型的人的特徵～

特徵 3
從背部到臀部缺乏線條感。

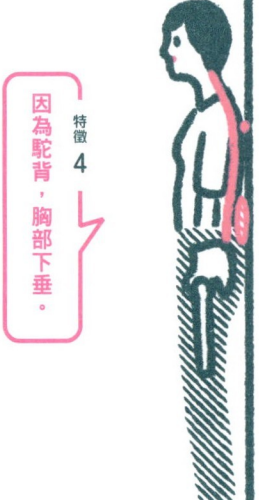

特徵 1
臀部缺乏厚度，難以分辨臀部的範圍。

特徵 4
因為駝背，胸部下垂。

特徵 2
缺乏腰線的直桶狀身材。

（改善方法）

坐下時要意識到「頭頂」與「坐骨」之間的上下拉扯感，**讓身體記住骨盆的正確傾斜**。此外，若視線向下，骨盆就會往後倒，所以**要保持視線朝上**。

（原因）

由於**典型的駝背導致骨盆後傾**。背部的S形曲線崩壞，加上臀部肌肉無力，從而使背部到臀部的線條消失。

臀型／下垂臀

LEARNING

PRACTICE

解決下垂臀問題，必須針對這些肌肉進行訓練！

重點

- ✓ 如果大腿後側的肌肉緊繃僵硬，下垂臀會變得更明顯。
- ✓ 提高脊椎的柔韌性是非常重要的。
- ✓ 使用連接脊椎和大腿根部的髂腰肌會非常有效。

下垂臀的人應注意的肌肉

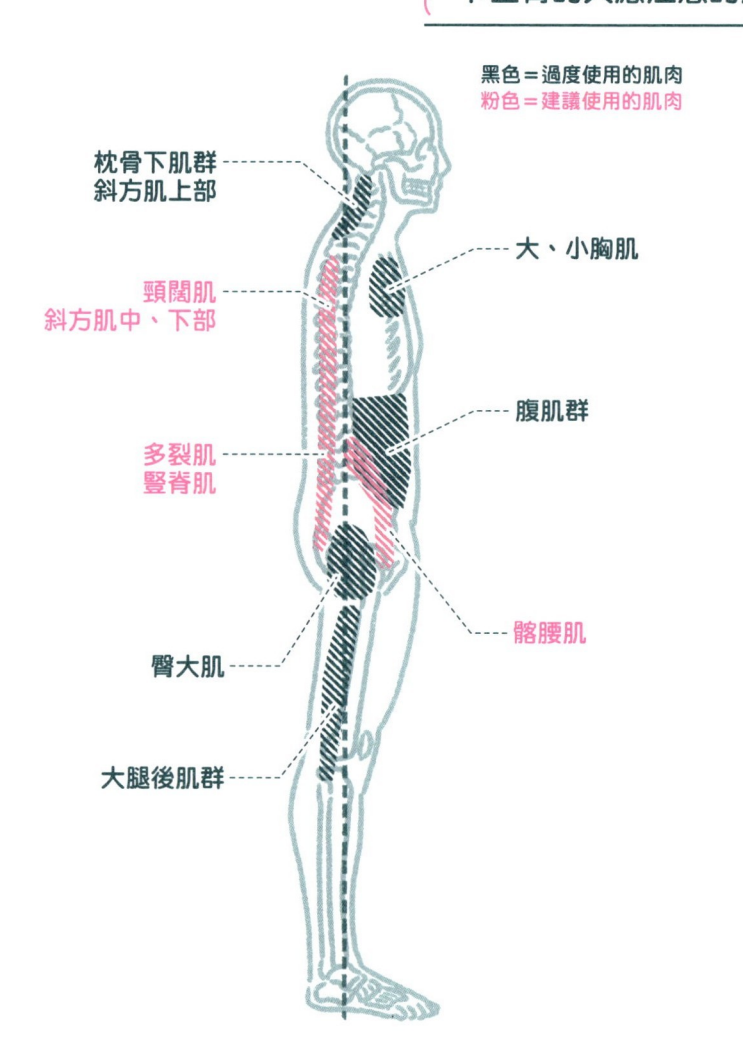

黑色＝過度使用的肌肉
粉色＝建議使用的肌肉

- 枕骨下肌群
- 斜方肌上部
- 大、小胸肌
- 頸闊肌
- 斜方肌中、下部
- 腹肌群
- 多裂肌
- 豎脊肌
- 髂腰肌
- 臀大肌
- 大腿後肌群

透過開放背部伸展運動，打造腰部和臀部的分明線條

臀型／下垂臀

LEARNING
PRACTICE

效果

✓ 改善駝背，並提升胸部。

✓ 掌握能塑造腰線的肋骨活動方式。

✓ 從腰部到臀部形成明顯的線條。

起始姿勢的重點

準備枕頭以防頭部下垂／側躺／上側腿的髖關節和膝蓋彎曲90度。

- 062 -

第 2 章　改善扁平、方正且下垂的臀部

解決常見身形問題
女性體態改善圖鑑

これ些地方
要注意！

PROCESS. 1

將上側的手往天花板方向舉起，並打開上半身，反覆進行打開和關閉的動作。

▶ 避免僅用手進行扭轉，要從肋骨開始扭轉。
▶ 確保上側的腿不會離開地面。

PROCESS. 2

用上側的手畫出一個大圓，並繞一圈。

▶ 從胸部開始動作，可以幫助塑造腰線。
▶ 只用手部旋轉的話效果會減半，請注意。

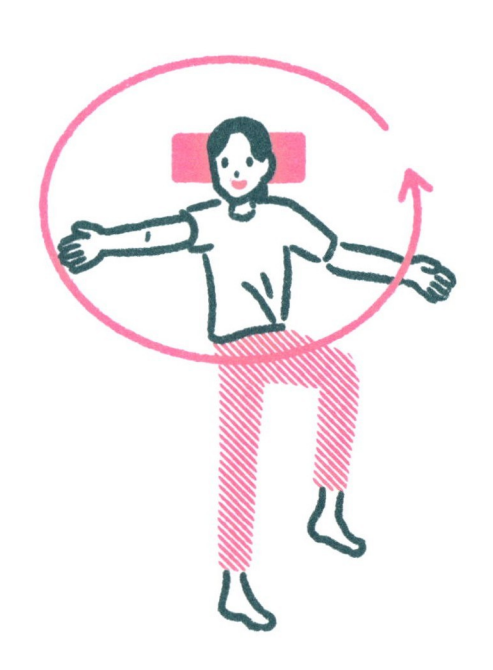

每個步驟左右交換各 **10** 次　目標

臀型／下垂臀

LEARNING

PRACTICE

透過 Z 扭轉動作 打造美麗的腰線

效果

✓ 改善腰線的左右不對稱。

✓ 使腰部至臀部的線條更加柔美。

✓ 透過肋骨與骨盆的連動，改善下半身肥胖。

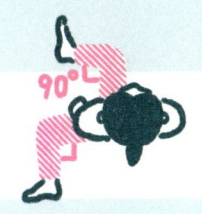

起始姿勢的重點

坐在地板上，雙膝彎曲90度／
右膝在髖關節前方，左膝在髖關節旁。

第 2 章 改善扁平、方正且下垂的臀部

PROCESS. 1

將右手放在臀部旁邊。左手肘微彎，如圖所示放置在高於肩膀的位置。

▶ 注意不要抬高右肩。

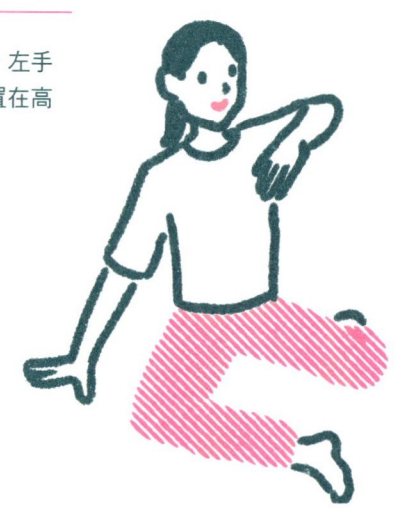

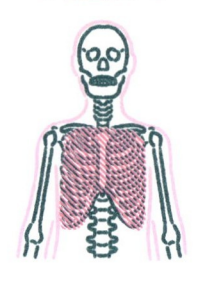

這些地方要注意！

PROCESS. 2

維持 PROCESS.1 的姿勢，保持肘部不動，弓起背部，將上半身向右手方向扭轉

▶ 右肘輕輕彎曲。
▶ 注意不要只是手部在動。

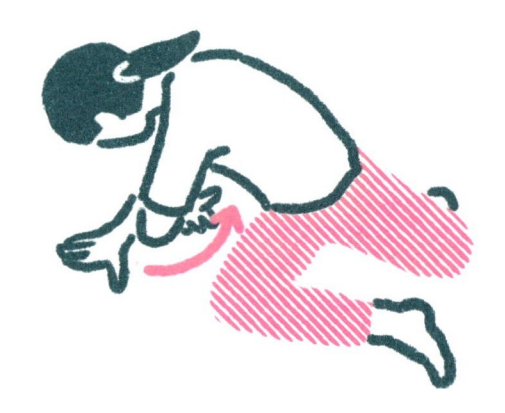

目標 左右交替各進行 **15** 次

透過上背伸展（椅子）來改善駝背

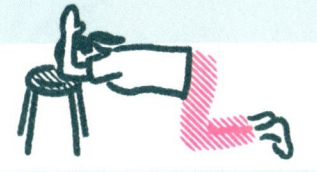

臀型／下垂臀

LEARNING

PRACTICE

效果
- ✓ 將前傾的頭部恢復到正確的位置。
- ✓ 駝背和圓肩得到改善。
- ✓ 呼吸變得更順暢。

起始姿勢的重點
準備一張椅子／雙手合掌並彎曲肘部／將手肘放在椅子上。

這些地方要注意！

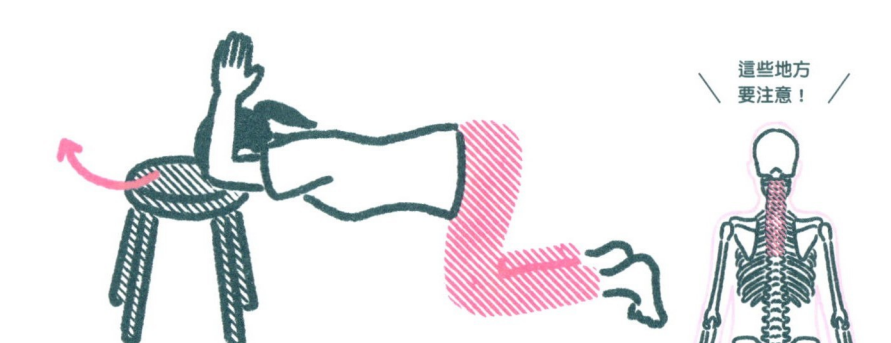

PROCESS. 1

將雙肘向前方斜上方推開，同時彎曲上背部（肩胛骨周圍）。

▶ 注意不要過度拱腰。

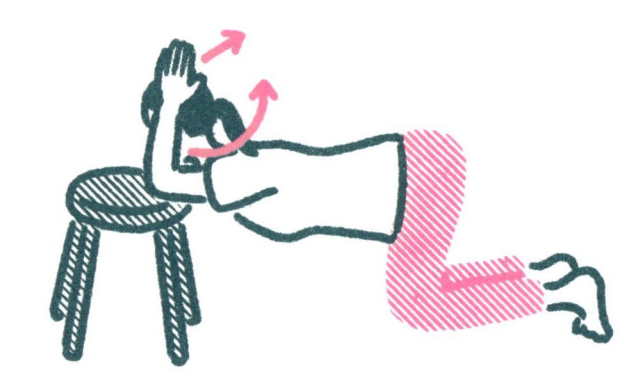

PROCESS. 2

將喉部往天花板方向拉伸，抬起後腦勺。

▶ 如果能感受到從脖子到上背部的效果就是好現象。
▶ 注意不要抬高下巴。

臉部線條會變得更緊緻哦！

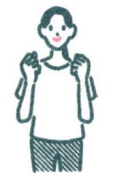

目標 保持 **20** 秒

臀型／下垂臀

LEARNING

PRACTICE

透過俯臥側內旋來讓四方形的臀部變圓潤

效果

✓ 改善臀部兩側的凹陷。

✓ 使臀部線條更加圓潤。

✓ 使用臀小肌來提升臀部線條。

起始姿勢的重點

俯臥躺下／雙手交疊成X形，將額頭放在手上／鼻尖貼地。

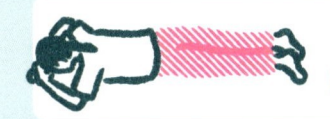

解決常見身形問題 女性體態改善圖鑑

第 2 章 改善扁平、方正且下垂的臀部

這些地方要注意！

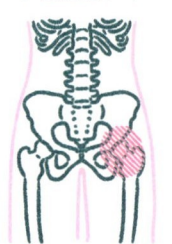

PROCESS. 1

彎曲左膝，抬到髖關節旁。

▶ 保持左右骨盆高度一致。
▶ 髖關節彎曲90度。

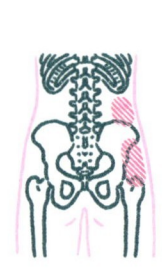

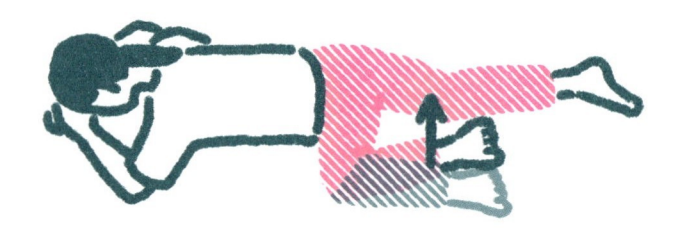

PROCESS. 2

將左膝以下的部分從地面抬起，反覆上下動作。

▶ 注意不要僅靠腳部移動。
▶ 膝下抬得太高可能會傷到髖關節，請小心。

目標 左右交替各 **20** 次

臀型／下垂臀

LEARNING

PRACTICE

使用青蛙抬腿動作來活化讓骨盆前傾的肌肉

效果

✓ 能夠使用讓骨盆前傾的肌肉（髂腰肌）。

✓ 向後傾倒的骨盆會恢復到正確傾斜，達到提臀效果。

✓ 讓核心肌群發揮作用，減少下半身肥胖。

起始姿勢的重點

仰躺在地上／
腳的間距和膝蓋的間距為一個拳頭的寬度／
腰和地面之間留出一個手掌的空隙。

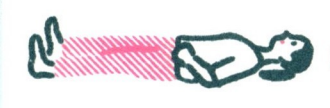

第 2 章　改善扁平、方正且下垂的臀部

這些地方要注意！

PROCESS. 1

雙腳抬起，髖關節與膝蓋呈90度彎曲。

▶ 前額與下巴保持與地面平行。
▶ 雙腳腳尖對齊。

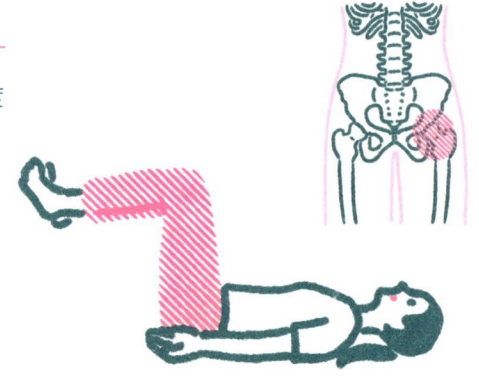

PROCESS. 2

想像髖關節向外旋轉的感覺，雙膝打開（膝蓋間的距離約為3~4個拳頭的寬度）。

▶ 注意不要變成骨盆前傾。
▶ 雙腳腳尖不要分開。

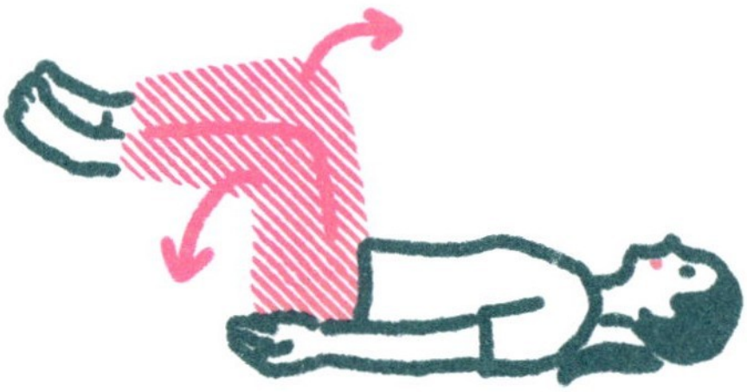

PROCESS. 3

一側膝蓋靠近地面，再回到PROCESS.1狀態。

▶ 容易只動腳尖，要注意從髖關節開始動作。
▶ 若能感受到髖關節根部的發力感覺會更好。

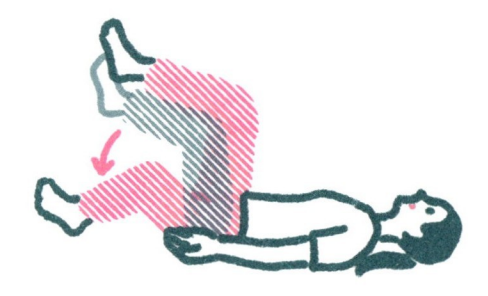

目標　左右交替各 15 次

臀型／下垂臀

LEARNING

PRACTICE

透過寬步深蹲緊實大腿內側並讓臀部更圓潤

效果

- ✓ 能掌握髖關節與膝蓋的正確動作時機。
- ✓ 使臀部更有曲線，並達到提臀效果。
- ✓ 緊實大腿內側。

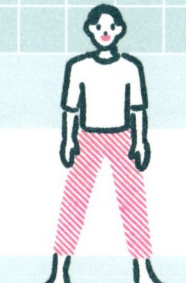

起始姿勢的重點

腳尖與膝蓋向外45度站立。

- 072 -

第 2 章 改善扁平、方正且下垂的臀部

PROCESS. 1

將頭頂與綁鞋帶的位置向上向下拉伸，保持腹部深層提拉的感覺。

▶ 若能穩定保持腹部深層的感覺，就能擁有圓潤的臀部。

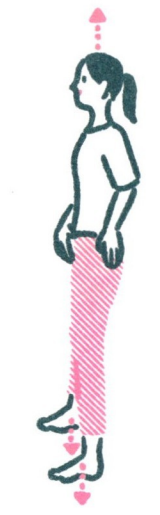

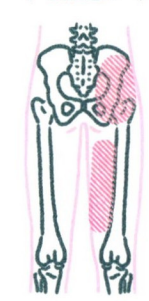

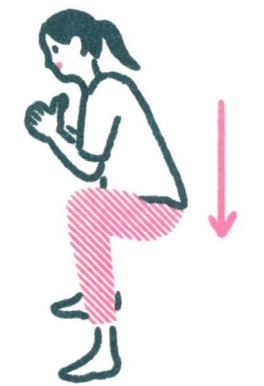

這些地方要注意！

PROCESS. 2

保持 PROCESS.1 的感覺，同時彎曲髖關節和膝蓋。

▶ 若動作時機不一致，會鍛鍊到大腿前側，且臀部會變方，需注意。

PROCESS. 3

保持 PROCESS.1 的感覺，恢復到起始姿勢。

進行 20 次 目標

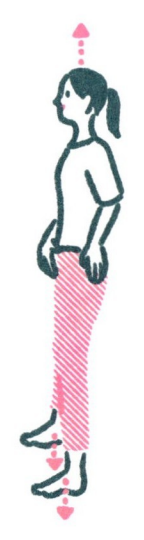

臀型 3
梨形臀

▶ 臀型／梨形臀

LEARNING

PRACTICE

經常穿高跟鞋、腰部僵硬、不擅長彎腰、走路時習慣左右搖擺臀部的人，容易出現「梨形臀」。

「梨形臀」指的是整體臀部較大，尤其是下半部較為豐滿的臀型。

擁有梨形臀型的人通常具有內八字、頭部前傾、下半身較壯碩等特徵。

\ 梨形臀型的人具有這些特徵 /

✓ **臀部整體較大，特別是下半部豐滿。**

✓ **大腿等下半身結實壯碩。**

✓ **腰部僵硬，不擅長彎腰。**

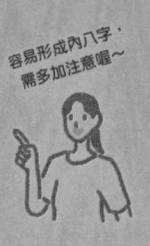

容易形成內八字，需多加注意喔～

第 2 章 改善扁平、方正且下垂的臀部

梨形臀型的人的特徵

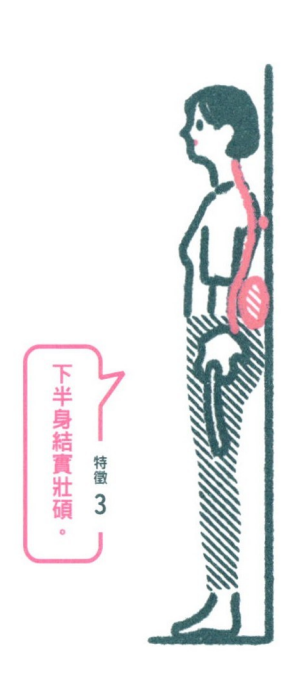

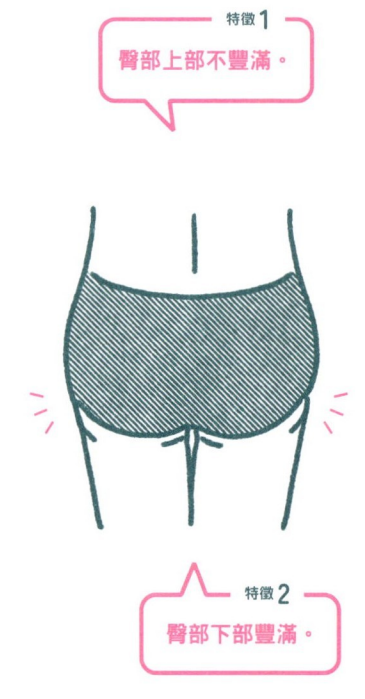

特徵 1　臀部上部不豐滿。

特徵 2　臀部下部豐滿。

特徵 3　下半身結實壯碩。

(改善方法)

重複進行運動，**建立腹部深處被拉提的感覺**。此外，坐著、站立或走路時，要養成讓**腳尖和膝蓋朝向相同方向**的意識。

(原因)

習慣性的「鴨子坐」或「側坐」等**內八坐姿**是原因。持續內八姿勢會造成骨盆前傾，**使下半身（特別是大腿外側）**整體看起來結實壯碩。

解決梨形臀問題，必須針對這些肌肉進行訓練！

臀型／梨形臀

LEARNING

PRACTICE

重點

- ✓ 如果大腿前側和外側的肌肉緊繃，梨形臀型會加重。
- ✓ 使用大腿內側的肌肉，避免過度使用大腿外側的肌肉。
- ✓ 讓臀部和大腿後側的肌肉能夠發力。

梨形臀的人應注意的肌肉

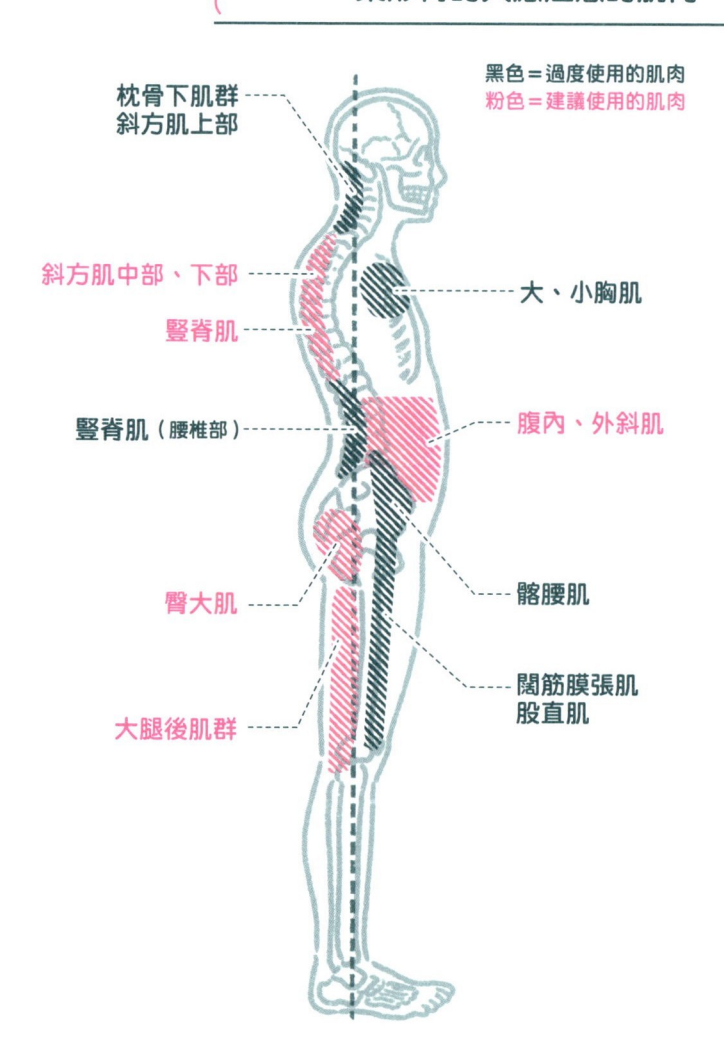

黑色＝過度使用的肌肉
粉色＝建議使用的肌肉

- 枕骨下肌群
- 斜方肌上部
- 斜方肌中部、下部
- 豎脊肌
- 豎脊肌（腰椎部）
- 臀大肌
- 大腿後肌群
- 大、小胸肌
- 腹內、外斜肌
- 髂腰肌
- 闊筋膜張肌
- 股直肌

臀型 / 梨形臀

LEARNING

PRACTICE

使用大腿外側釋放運動
放鬆大腿外側的緊繃

效果

- ✓ 消除大腿前側和外側的緊繃感。
- ✓ 改善內八字問題。
- ✓ 消除下半身肥胖。

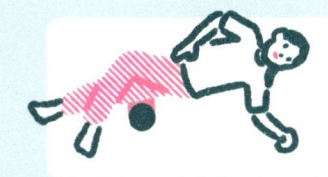

起始姿勢的重點

將泡沫滾輪放在一條腿的大腿外側，側躺／使肘部位於肩膀下方，並用肘部支撐／頭部、肋骨和骨盆保持在同一條直線上。

解決常見身形問題 女性體態改善圖鑑

第 2 章 改善扁平、方正且下垂的臀部

這些地方要注意！

PROCESS. 1

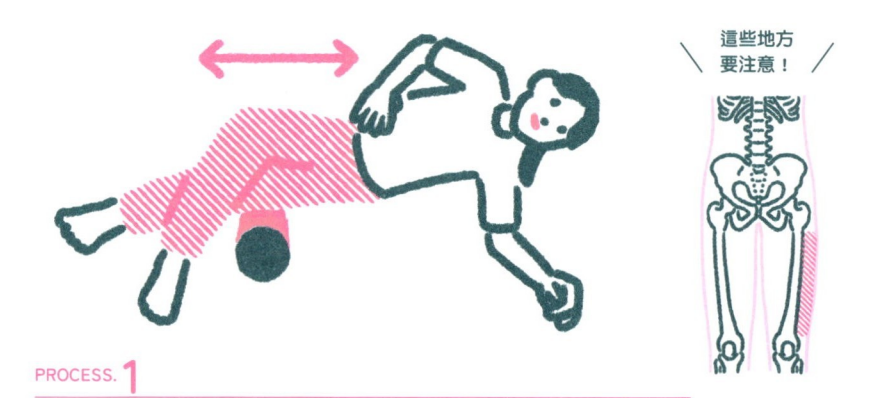

按照圖示箭頭的方向輕輕搖動身體，放鬆大腿外側。

▶ 在「疼痛卻舒服」的範圍內進行。
▶ 使用泡沫滾輪時，從大腿上部開始，依次移至下部。

目標 左右交換，分別進行 **20** 秒

PROCESS. 2

在保持泡沫滾輪接觸大腿的同時，彎曲、伸直該腿的膝蓋。

▶ 確保腳尖與膝蓋的方向一致。
▶ 如果覺得困難，只進行 PROCESS.1 也可以。

讓大腿外側的緊繃感消失吧！

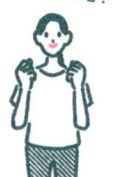

目標 左右交換，分別進行 **10** 次

臀型／梨形臀

LEARNING

PRACTICE

透過大腿前側放鬆，改善大腿前部的緊繃感

效果

- ✓ 改善大腿前側的緊繃感。
- ✓ 改善下半身的肥胖感。
- ✓ 改善骨盆前傾的問題。

起始姿勢的重點

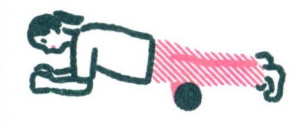

把泡沫滾輪放在雙腿大腿前側，趴著身體／並用肘部支撐，肘部位於肩膀下方／頭部、肋骨和骨盆保持在同一條直線上。

第 2 章　改善扁平、方正且下垂的臀部

這些地方要注意！

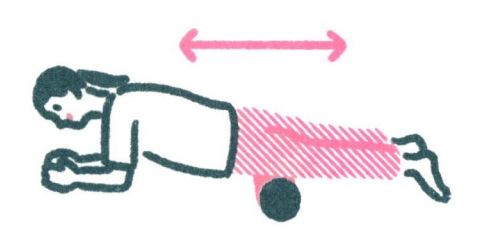

PROCESS. 1

按照圖示箭頭的方向輕輕搖動身體,放鬆大腿前側。

▶ 注意避免下腹部突出,並防止腰部過度彎曲。
▶ 泡沫滾輪的按摩位置,先從大腿上部開始,再往下部進行。

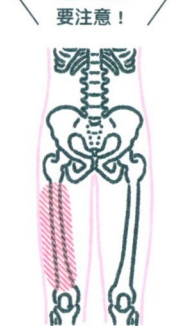

PROCESS. 2

將雙腿向外張開,按圖示箭頭方向輕輕搖動身體,放鬆大腿內側。

▶ 在「疼痛卻舒服」的範圍內進行。

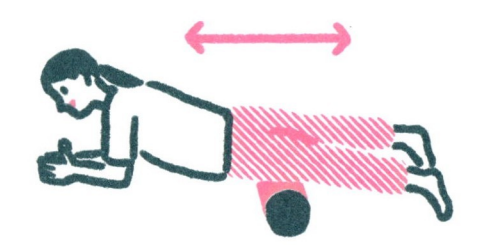

PROCESS. 3

彎曲雙膝,將小腿部分合併,左右交替倒向左邊和右邊。

▶ 完成外側張開的動作後,再將雙腿回到原位進行。
▶ 左右搖動時,大腿可以輕微移動。

目標　每個步驟持續 20 秒

臀型／梨形臀

LEARNING

PRACTICE

利用臀部放鬆來舒緩臀部肌肉

效果

✓ 有助於更有效地運用臀部肌肉。

✓ 改善臀部橫向擴大的狀況。

✓ 突顯臀部與大腿之間的界線。

起始姿勢的重點

將泡沫滾輪放在臀部外側，側身躺下／注意支撐在地板上的肩膀容易抬高。

第 2 章　改善扁平、方正且下垂的臀部

解決常見身形問題 女性體態改善圖鑑

\ 這些地方要注意！ /

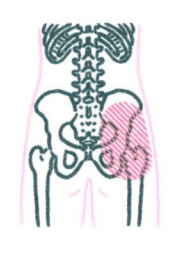

PROCESS. 1

按照圖示箭頭的方向輕輕搖動身體，放鬆臀部肌肉。

▶ 專注於放鬆臀部外側。
▶ 在「疼痛卻舒服」的範圍內進行。

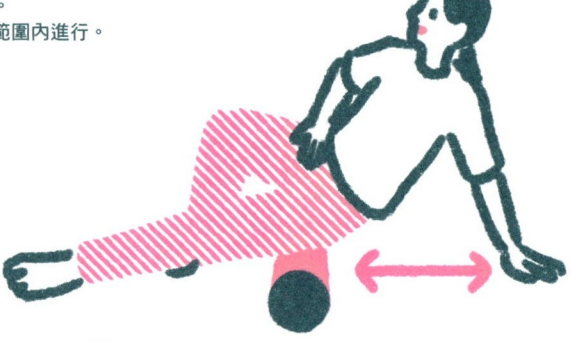

這樣能更好地運用臀部肌肉喔！

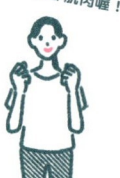

PROCESS. 2

將身體正面朝向天花板，按照圖示箭頭的方向輕輕搖動身體。

▶ 專注於放鬆臀部中心部分。

目標　各步驟左右交替持續 **20** 秒

使用側向內收動作鍛鍊大腿內側肌肉

臀型／梨形臀

LEARNING

PRACTICE

效果

- ✓ 改善大腿內側的鬆弛。
- ✓ 減少大腿外側的突出。
- ✓ 改善X型腿或O型腿。

起始姿勢的重點

準備枕頭以防頭部下垂／側躺／將上方的腿彎曲放在身體前方。

解決常見身形問題 女性體態改善圖鑑

第 2 章 改善扁平、方正且下垂的臀部

這些地方要注意！

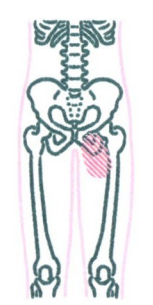

PROCESS. 1

用上方的手按壓，向圖示箭頭的方向施力。

▶ 確認骨盆是否朝向正前方。

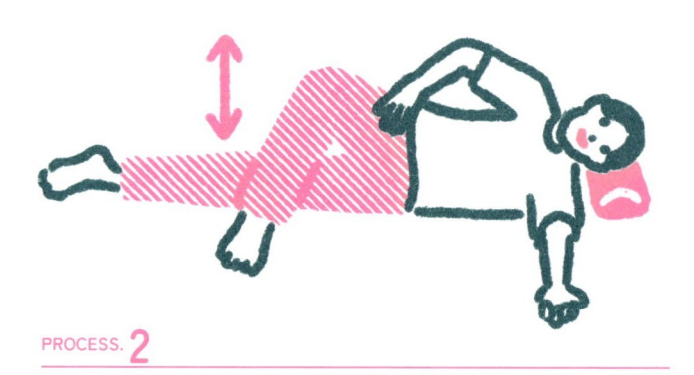

PROCESS. 2

意識到大腿內側根部，將下方的腿做抬起和放下的動作。

▶ 讓腳尖和膝蓋朝向地面，效果會更好。
▶ 注意不要只用腳尖抬起。
▶ 保持約20秒，感受大腿內側的感覺後再進行抬起和放下的動作也是推薦方式。

目標 左右交換各 20 次

臀型／梨形臀

LEARNING

PRACTICE

保持弓箭步姿勢，拉伸並使用大腿前側

效果

✓ 緩解大腿前側的緊繃。

✓ 收緊大腿內側。

✓ 當能夠意識到大腿前側時，可以改善下半身肥胖。

起始姿勢的重點

單膝跪姿／腳尖和膝蓋方向一致／左右骨盆高度一致／雙膝呈90度角。

第 2 章 改善扁平、方正且下垂的臀部

這些地方要注意！

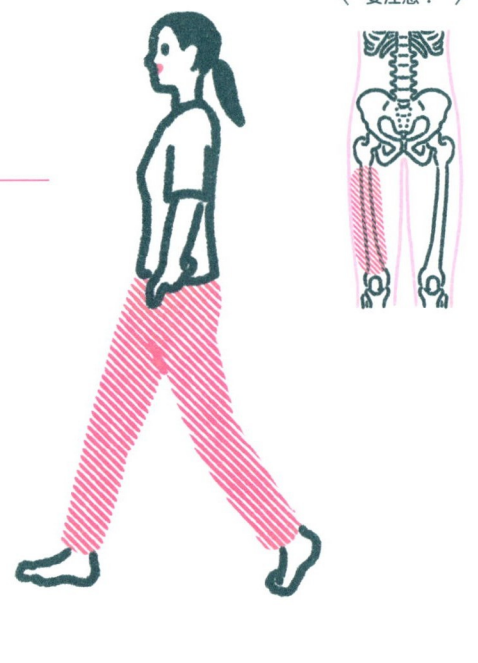

PROCESS. 1

站起來，骨盆朝向正前方。

▶ 背部容易拱起，請注意。
▶ 骨盆容易向後傾，請注意。

PROCESS. 2

上半身保持不動的情況下，彎曲雙膝。感覺到腹部往內收後，再回到 PROCESS.1 的位置。

▶ 想像面前有一堵牆，為避免碰到那面牆而將臀部筆直向下。
▶ 上半身容易前傾，請注意。

目標：左右交換各進行 **10** 次

- 087 -

臀型 / 梨形臀

LEARNING

PRACTICE

透過橋式運動擊退臀部下垂

效果

- ✓ 改善臀部下垂。
- ✓ 緊實大腿後側與內側。
- ✓ 鍛鍊臀部下部和大腿後肌群，達到提臀效果。

起始姿勢的重點

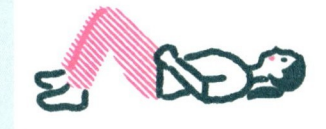

膝蓋立起，仰臥姿勢／雙腳寬度與膝蓋間距約一拳寬／對齊腳尖與膝蓋的方向／腰部與地板之間留一掌寬的空隙。

解決常見身形問題 女性體態改善圖鑑

第 2 章 改善扁平、方正且下垂的臀部

這些地方要注意！

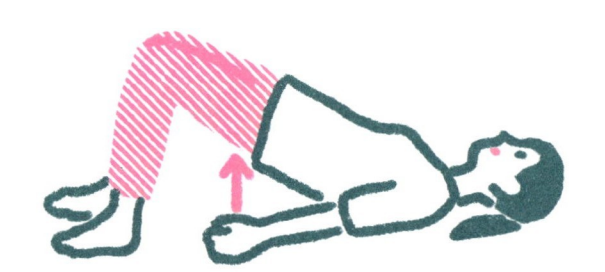

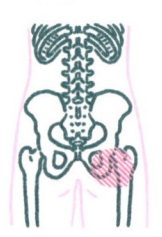

PROCESS. 1

提起下腹部，抬起臀部。

- 使用大腿後內側及臀部下方的肌肉。
- 膝蓋若向外張開，容易使用到臀部側邊和大腿外側肌肉，需注意。

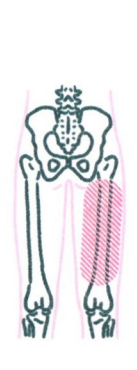

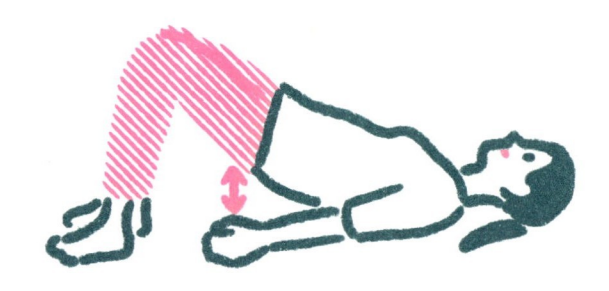

PROCESS. 2

以髖關節為支點稍微放下臀部，反覆上下動作。

- 注意避免骨盆前傾。
- 如果沒有感受到大腿後側正在作用，可將腳跟的位置稍微遠離臀部。

目標 20次

臀型 4 鴨型臀

臀型/鴨型臀

LEARNING

PRACTICE

習慣性挺胸和收下巴來維持良好姿勢的人，常見的就是「鴨型臀」。

「鴨型臀」指的是整體上較為豐滿的臀部。

鴨型臀類型的人其身形特徵包括：腰椎弧度明顯、背部與臀部的界限清晰、大腿前側及外側緊繃等。

\ 鴨型臀型的人具有這些特徵 /

✓ **因為挺胸的姿勢，容易形成骨盆前傾。**

✓ **臀部和大腿都有豐滿感。**

✓ **相較於其他臀部類型，這類人煩惱較少。**

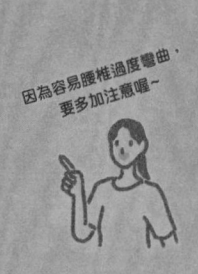

因為容易腰椎過度彎曲，要多加注意喔～

鴨型臀者的特徵

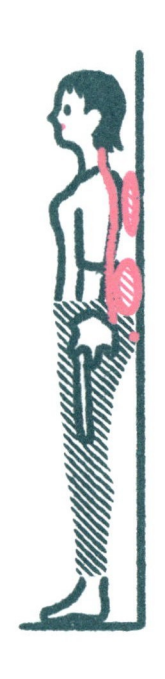

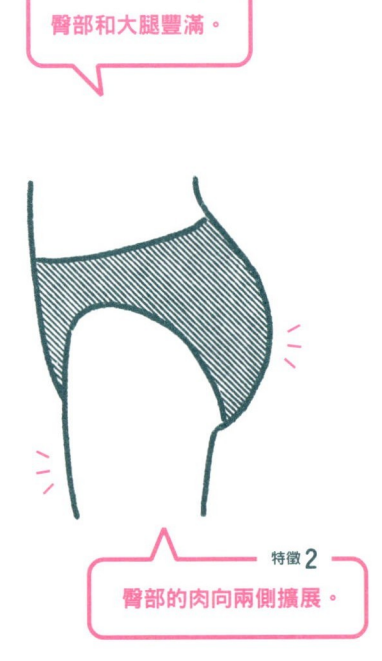

特徵1 臀部和大腿豐滿。

特徵2 臀部的肉向兩側擴展。

第 2 章　改善扁平、方正且下垂的臀部

（改善方法）

因為腹部深層的提拉感較弱，建議檢查 P.25「從這裡開始！起始姿勢」。

放鬆背部（特別是腰部周圍）的肌肉也是改善鴨型臀的捷徑。

（原因）

為了挺胸，骨盆容易前傾是其原因。

持續挺胸的姿勢會導致頸部和肩膀變得僵硬，因此需要注意。

解決鴨型臀問題，必須針對這些肌肉進行訓練！

臀型／鴨型臀

LEARNING

PRACTICE

重點

✓ 當背部（尤其是腰部周圍）和大腿前側的肌肉變得僵硬時，鴨型臀會更加明顯。

✓ 進行髂腰肌伸展時，若方法不正確，可能會適得其反，請注意。

✓ 要能有效使用臀部和大腿後側的肌肉。

鴨型臀的人應注意的肌肉

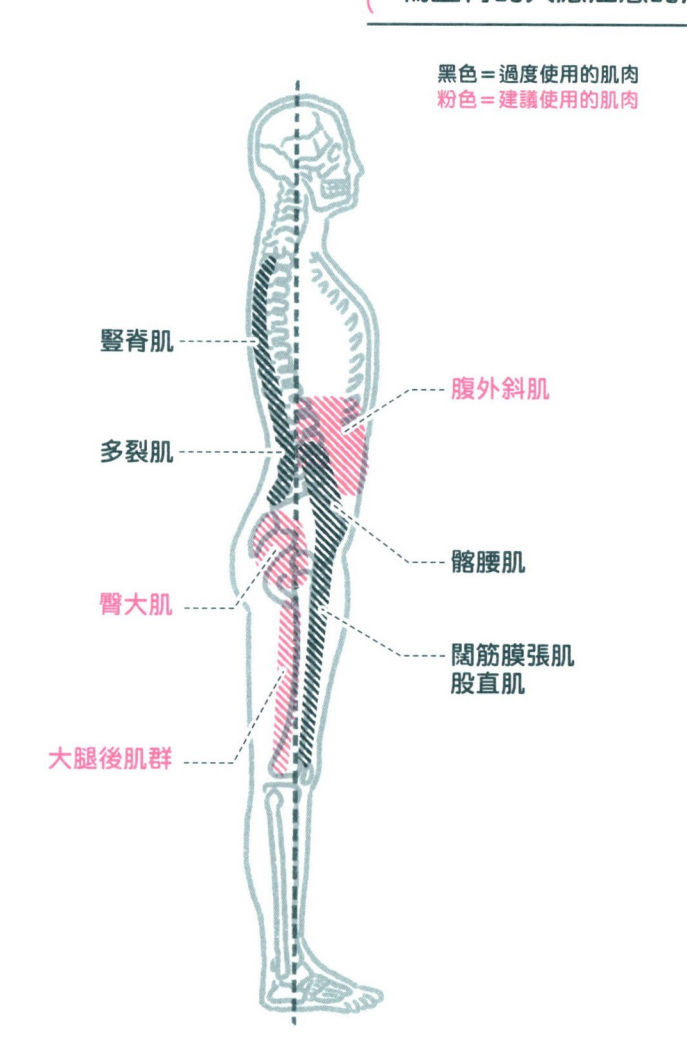

黑色＝過度使用的肌肉
粉色＝建議使用的肌肉

- 豎脊肌
- 多裂肌
- 臀大肌
- 大腿後肌群
- 腹外斜肌
- 髂腰肌
- 闊筋膜張肌
- 股直肌

第 2 章　改善扁平、方正且下垂的臀部

解決常見身形問題
女性體態改善圖鑑

透過**髂腰肌伸展**來改善大腿前側的緊繃感與骨盆前傾

臀型／鴨型臀

LEARNING

PRACTICE

效果

✓ 緩解大腿前側的緊繃感，使腿部線條更修長。

✓ 改善骨盆前傾。

✓ 從下腹部到大腿前側的線條變得筆直。

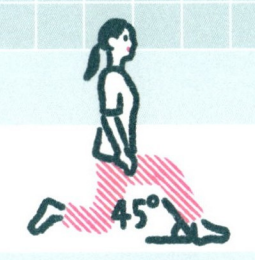

起始姿勢的重點

採取單膝跪姿 ／ 將腳尖與膝蓋對齊 ／ 前腿的小腿與地板呈 45 度角。

第 2 章 改善扁平、方正且下垂的臀部

解決常見身形問題 女性體態改善圖鑑

這些地方要注意！

PROCESS. 1

如插圖所示，雙手放在前腳的膝蓋上。將胸部向內收，使背部呈弧形。

▶ 將骨盆朝向正前方。

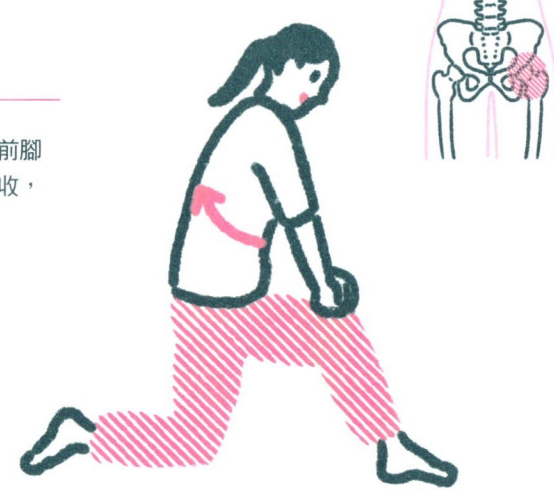

PROCESS. 2

抬起腹部深處的肌肉，並將骨盆向前推。

▶ 若下腹部的力量不足，容易造成骨盆前傾，請注意。
▶ 確認骨盆是否正面朝向。

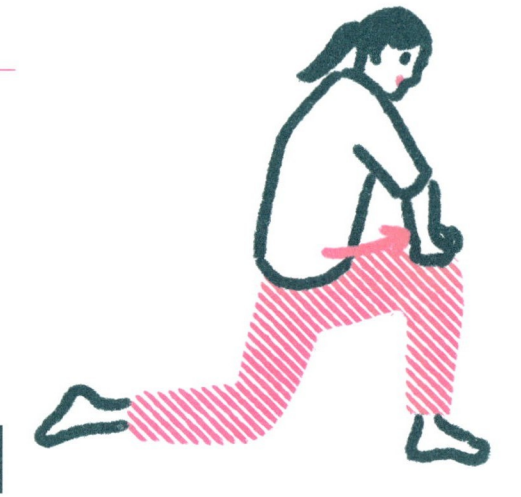

目標　左右交換，各保持 20 秒

臀型／鴨型臀

LEARNING

PRACTICE

透過 大腿外側伸展 來消除大腿外側的緊繃感

效果

- ✓ 大腿外側的緊繃感得到舒緩。
- ✓ 讓臀部與大腿的界線更加明顯。
- ✓ 調整大腿內側與外側的平衡，消除下半身的脂肪。

起始姿勢的重點

用手支撐在椅子上，將雙腿交叉／
注意支撐手臂的肩膀不抬起／
將放在椅子上的手的食指朝向正側面。

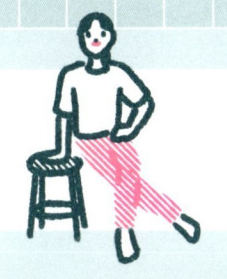

- 096 -

第 2 章 改善扁平、方正且下垂的臀部

解決常見身形問題 女性體態改善圖鑑

這些地方要注意！

PROCESS. 1

伸展腰部與大腿外側。

▶ 注意不要過度伸展肘部。
▶ 如果感覺大腿外側沒有拉伸的感覺，可以輕輕將上半身向前傾斜。

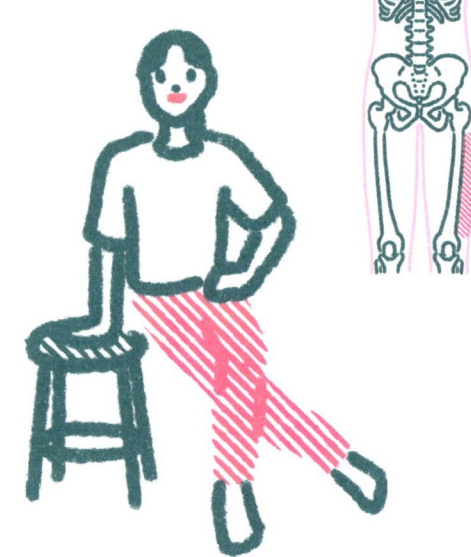

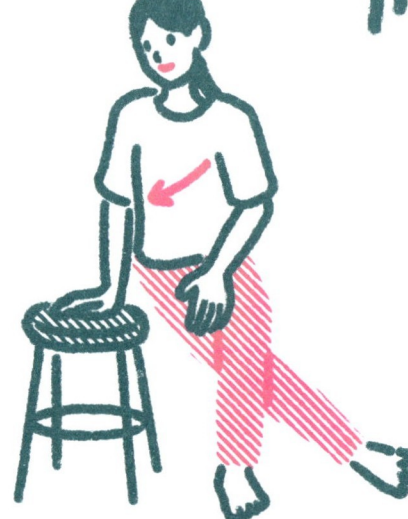

PROCESS. 2

輕輕將上半身向前傾斜，進一步伸展腰部與大腿外側。

▶ 如果用手支撐感到困難，只做 PROCESS.1 即可。

每個過程左右交替進行，保持 **20** 秒 目標

臀型／
鴨型臀

LEARNING

PRACTICE

透過椅子進行臀部伸展，
讓臀部變得柔軟且圓潤

效果

✓ 臀部肌肉放鬆，臀部變得柔軟。

✓ 改善向外擴張的臀部。

✓ 使臀部能正確運作，從而改善內八字。

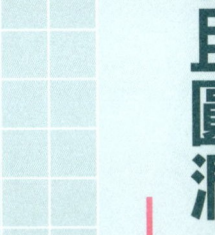

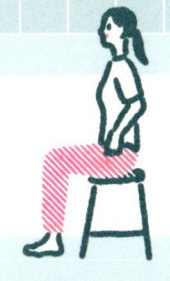

起始姿勢的重點

坐在椅子上／雙手放在骨盆上／
頭部、肋骨、骨盆保持一直線／
調整左右骨盆的高度，使其平衡。

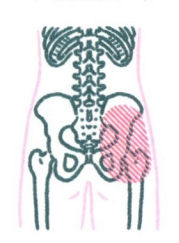

解決常見身形問題 女性體態改善圖鑑

第 2 章 改善扁平、方正且下垂的臀部

PROCESS. 1

將一隻腳的外踝放在另一隻腳的膝蓋上。

- 上面那隻腿的骨盆容易隨著翹起，請注意。
- 注意避免骨盆後傾。

這些地方要注意！

PROCESS. 2

以髖關節為支點，將上半身向前傾斜。

- 頭部、肋骨、骨盆保持一直線。

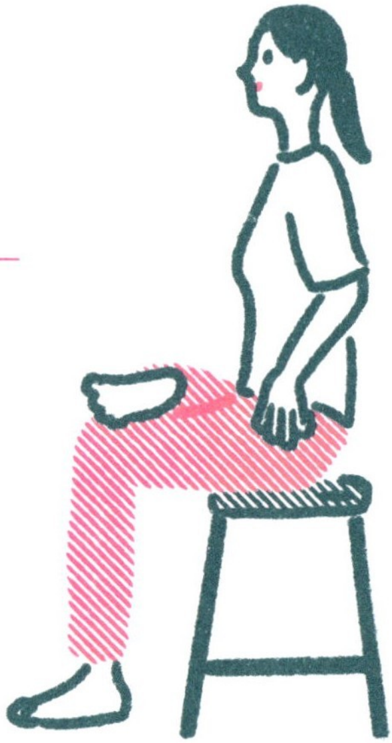

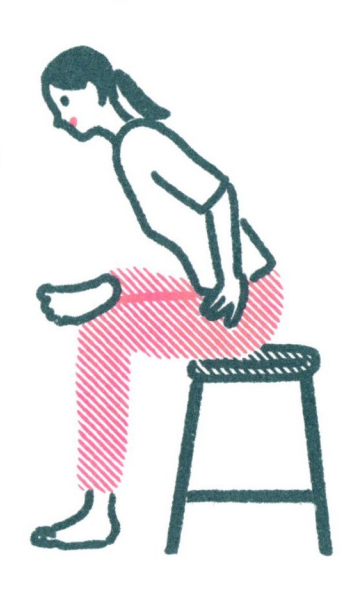

目標 左右交替各維持 **20** 秒

透過**骨盆傾斜運動**
放鬆僵硬的腰部周圍肌肉

臀型／鴨型臀

LEARNING

PRACTICE

效果

- ✓ 腰部周圍的肌肉感到放鬆。
- ✓ 骨盆前傾問題得到改善。
- ✓ 長期忽視的下腹部肌肉會開始發力。

起始姿勢的重點

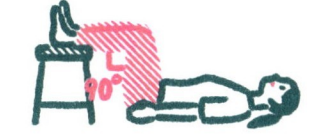

雙腳放在椅子上，仰躺／
雙腳間距和膝蓋寬度約為一個拳頭的寬度／
膝蓋彎曲90度。

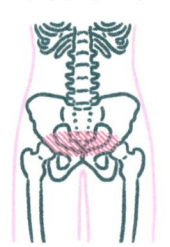

PROCESS. 1

在意識到下腹部的同時,將臀部抬起。
想像從下方開始,逐一讓脊椎離開地面。

▶ 注意不要過度收下巴。
▶ 調整腳尖和膝蓋的方向一致。

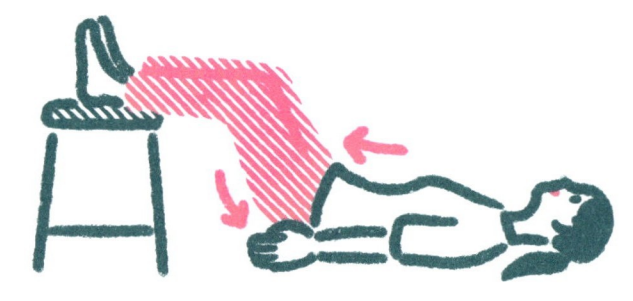

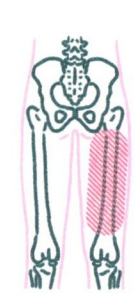

PROCESS. 2

想像從上方開始,逐一將脊椎放回地面,然後將臀部放下。

▶ 動作要慢,這樣才能感覺到脊椎的運動。
▶ 注意膝蓋容易合攏。

15次 目標

▼ 臀型／
鴨型臀

LEARNING

PRACTICE

透過寬距橋式運動來解決橫向擴展的臀部

效果

✓ 臀部的上部變得立體。

✓ 臀部與大腿的邊界變得更加明顯。

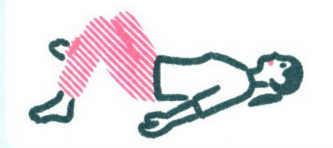

✓ 解決了橫向擴展的臀部問題。

起始姿勢的重點

膝蓋彎曲躺下／雙腳的間距比骨盆寬／
腳尖和膝蓋的方向一致／
保持腰部和地面之間有手掌寬的空隙。

第 2 章　改善扁平、方正且下垂的臀部

解決常見身形問題 女性體態改善圖鑑

這些地方要注意！

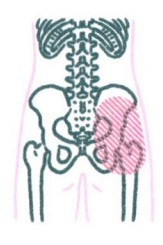

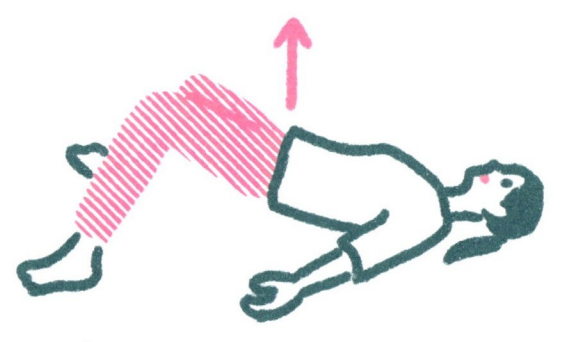

PROCESS.1

有意識地將整個臀部向中心拉近，將臀部抬起。

▶ 容易形成骨盆前傾，請注意。
▶ 注意不要將下巴收回。

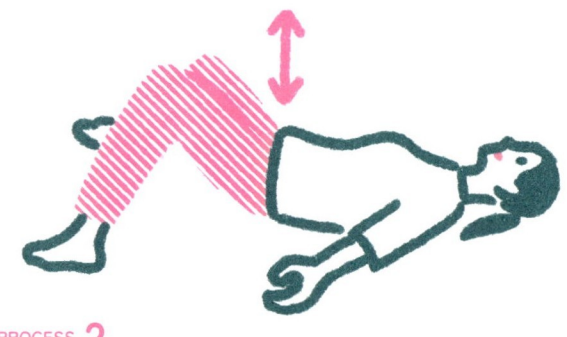

如果有意識地保持臀部向中心聚集，就能擁有美麗的臀部！

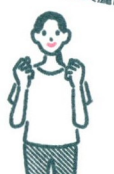

PROCESS.2

以髖關節為支點，反覆將臀部上下運動。

▶ 容易誤用腰部作為支點，請注意。
▶ 膝蓋容易閉合，請注意。

目標 20次

進行中立弓步，收緊內側大腿及提升臀部

臀型／鴨型臀

LEARNING

PRACTICE

效果

✓ 改善大腿前側的緊繃感。

✓ 使臀部上部更立體。

✓ 收緊內側大腿。

起始姿勢的重點

站立姿勢／將腳尖與膝蓋的方向對齊／膝蓋輕微彎曲，髖關節深彎／頭部、肋骨和骨盆保持一條直線。

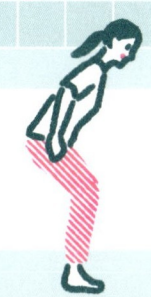

PROCESS. 1

將骨盆朝向正面，單腳向後伸展。以頭頂和腳底相互牽引的感覺進行。

▶ 用前腳側的手壓住臀部，另一隻手壓住髖關節內側。
▶ 容易出現骨盆前傾的情況，請注意。

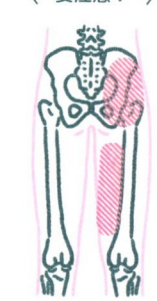

這些地方要注意！

PROCESS. 2

在保持頭頂和腳底牽引的同時，將身體前傾直到後腿離開地面。

▶ 如果能感覺到支撐腿的臀部和大腿後側有效果，那就非常好。

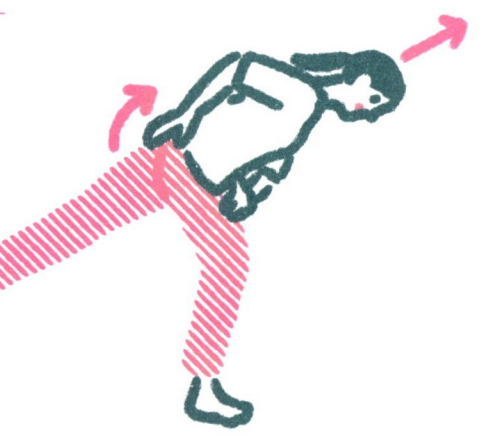

目標 左右交替，每邊保持 **20** 秒

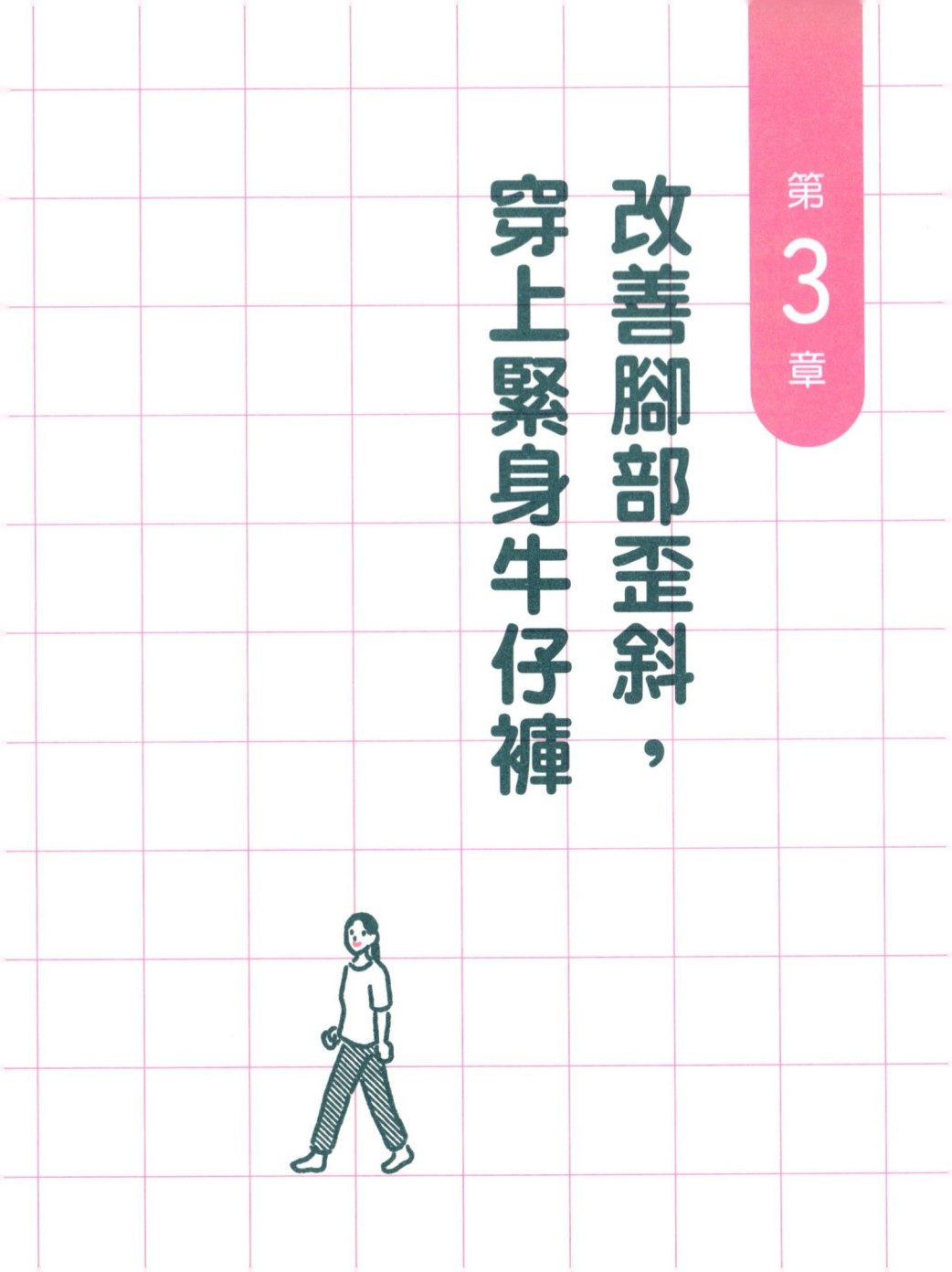

第3章 改善腳部歪斜，穿上緊身牛仔褲

許多人可能會有以下困擾：「如果大腿再細一些就好了」、「雖然憧憬擁有筆直的腿，但不知道該如何做」、「常常要選擇能遮住腿型的衣服」等，這些都是對腿部有自卑感的常見問題。

日常生活中的姿勢或習慣（例如單腳承重、鴨子坐、側坐、內八字等）會讓腿部容易變形。

然而，如果能正確理解自己腿部的類型和習慣，就能擁有不歪斜的美腿。

本章將會把腿部的變形分為三種類型，並提供「所有類型共通的基礎運動」，接著根據「自己的腿部類型」進行針對性的練習，幫助大家擁有不再自卑的美麗腿部。

查看影片！

「美腿」是什麼樣的狀態？

重點

- ✓ 髖關節（大腿根部的中心）、膝蓋骨、腳踝中央、腳的大拇指應該在同一直線上。
- ✓ 膝蓋骨正下方應該有凸起（脛骨粗隆）。
- ✓ 如果腿部的骨骼位置偏移，下半身會變得較粗。

美腿是什麼？

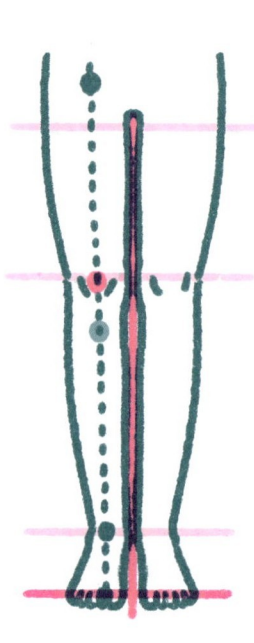

- 髖關節、膝蓋骨（紅圈處）、腳踝中央、腳的大拇指應該在同一直線上。
- 膝蓋骨正下方應該有凸起（脛骨粗隆）。

美腿指的是「從腳趾到大腿的骨骼和關節處於正確位置的狀態」。

正確的位置是指，像上圖所示，**髖關節、膝蓋骨、腳踝中央、腳的大拇指應該在同一直線上**。

當腿部的骨骼處於正確位置時，身體可以用最低限度的肌肉來支撐。此外，**腳能夠從正確的位置以正確的方向運動時，腿部會逐漸變細**。

相對地，如果腿部的骨骼偏離了正確的位置，或者腳的運動方向錯誤，就會導致下半身變粗，或者出現O型腿、X型腿、XO型腿等問題，從而產生各種身體上的困擾。

想要擁有美腿的人，首先應該注意日常動作，比如站立時是否偏向單腳負重、是否凸肚子、坐著時腳趾和膝蓋的方向是否一致等，並在生活中養成正確的習慣。

第 3 章　改善腳部歪斜，穿上緊身牛仔褲

解決常見身形問題 女性體態改善圖鑑

你的腿型是哪一種？

重點

- ✓ 雖然雙腳的腳踝並排，但雙膝無法接觸的「O型腿」。
- ✓ 雙膝並排，但雙腳的腳踝無法接觸的「X型腿」。
- ✓ 雙膝和雙腳的腳踝都接觸，但小腿肚無法接觸的「XO型腿」。

腿型檢查

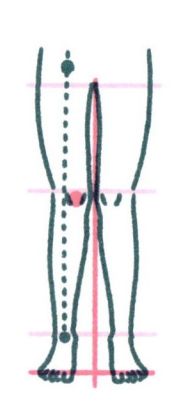

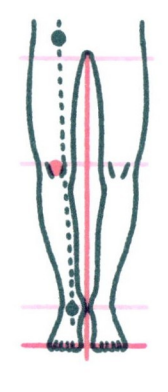

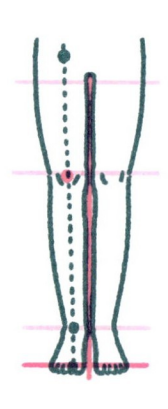

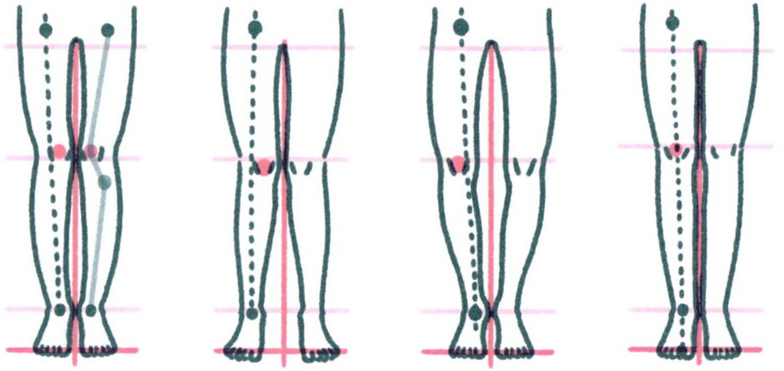

第 3 章　改善腳部歪斜，穿上緊身牛仔褲

XO型腿	X型腿	O型腿	正常的腿型
膝蓋、內腳踝能接觸，但小腿肚無法接觸。	膝蓋接觸，但小腿肚以及內腳踝無法接觸。	內腳踝接觸，但膝蓋以及小腿肚無法接觸。	內側大腿、膝蓋、小腿肚、內腳踝都有接觸。

腿

部的歪斜可分為O型腿、X型腿和XO型腿三種。

O型腿指的是從臀部到大腿外側緊繃，小腿從上到下都較粗且線條不分明的腿型。X型腿指的是大腿前側或外側緊繃，膝蓋以下外擴的腿型。XO型腿則指的是膝蓋以下向外彎曲的大腿。

腿型的形成有時是遺傳或先天骨架所致，有時則是日常生活習慣造成的。

然而，不論是何原因，**只要在意識到之後避免錯誤的姿勢或動作，都可以預防腿型進一步惡化。**

這些**細微的姿勢調整**，會逐漸成為美腿的基礎。

在打好基礎後，若能透過正確的運動來調整骨骼與關節的方向，腿部的歪斜就能逐漸改善。

讓我們從各類腿型通用的基礎運動開始吧。

- 111 -

透過開腿伸展來提升內大腿肉的柔軟性並緊實

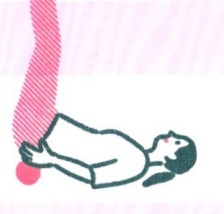

效果

- ✓ 使內大腿肉的肌肉變得柔軟。
- ✓ 緊實內大腿肉。
- ✓ 讓臀部訓練更有效果。

起始姿勢的重點

仰躺／將瑜伽墊或浴巾捲成圓筒狀，置於骨盆下方／雙腿伸直向上。

解決常見身形問題 女性體態改善圖鑑

第3章 改善腳部歪斜，穿上緊身牛仔褲

這些地方要注意！

PROCESS. 1

將雙腿稍微向上半身方向傾倒後，再張開雙腿。

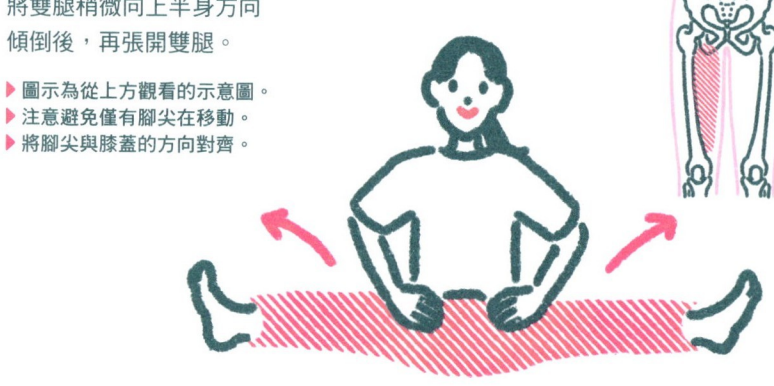

▶ 圖示為從上方觀看的示意圖。
▶ 注意避免僅有腳尖在移動。
▶ 將腳尖與膝蓋的方向對齊。

PROCESS. 2

專注在大腿內側，將雙腿合攏。

▶ 圖示為從上方觀看的示意圖。
▶ 注意避免僅使用腳移動。
▶ 緩慢進行，避免使用順勢的力道或反作用力。

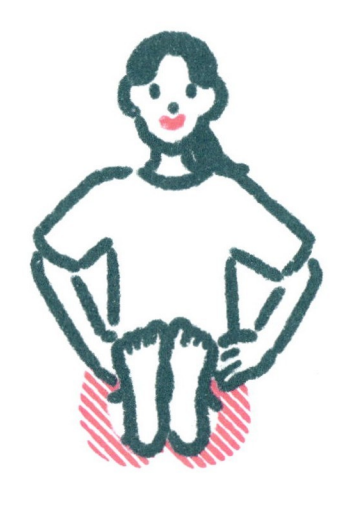

20次 目標

透過剪刀腿運動使髖關節柔軟，並收緊大腿

LEARNING PRACTICE

效果

- ✓ 髖關節變得柔軟，能夠更大幅度地活動。
- ✓ 改善大腿前側的緊繃感。
- ✓ 收緊大腿內側後方的肌肉。

起始姿勢的重點

仰躺／將瑜伽墊或浴巾捲成圓筒狀，置於骨盆下方／雙腿伸向天花板。

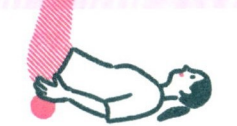

這些地方要注意！

PROCESS.1

微微提起下腹部。

▶ 將腳尖與膝蓋的方向對齊。
▶ 注意不要讓骨盆移動。

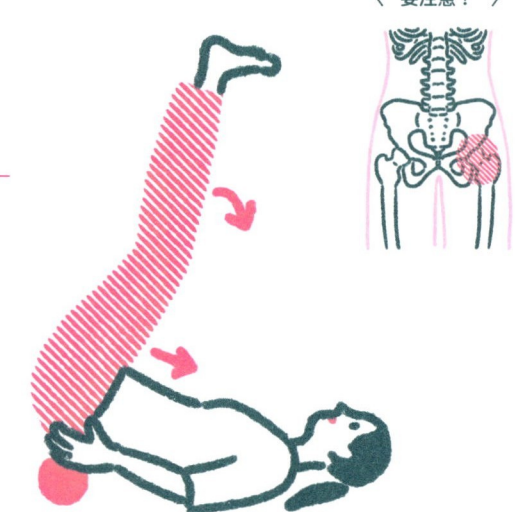

PROCESS.2

保持腳尖與膝蓋的方向一致，雙腿前後分開。
左右交替重複動作。

▶ 若雙腿的動作時機不一致，容易造成骨盆前傾，請注意。

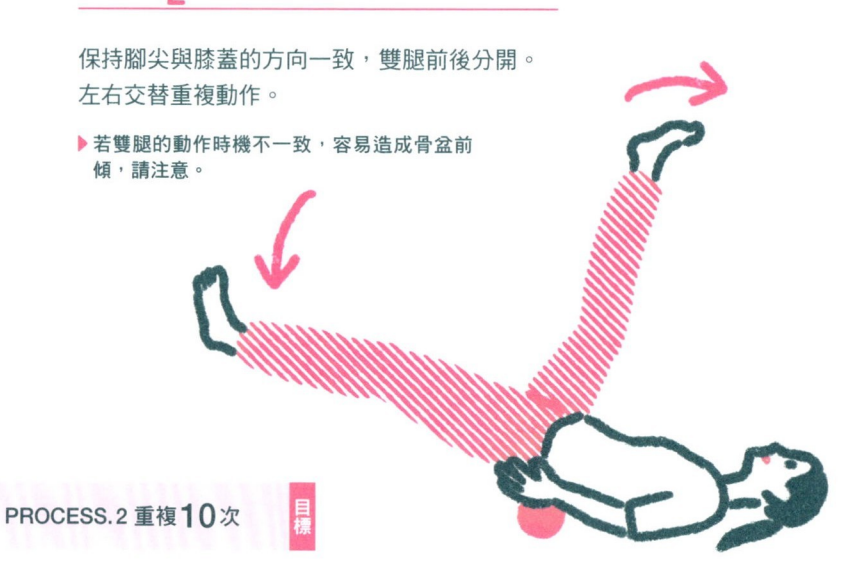

PROCESS.2 重複 10 次 目標

透過雙腿旋轉運動 使大腿內側肌肉柔軟

效果

- ✓ 大腿內側的肌肉會變柔軟。
- ✓ 能夠全面鍛鍊到臀部上部、中部、下部的肌肉。
- ✓ 臀部曲線更加圓潤。

LEARNING / PRACTICE

起始姿勢的重點

仰躺／將瑜伽墊或浴巾捲成圓筒狀，置於骨盆下方／雙腿伸向天花板／腳尖與膝蓋的方向對齊。

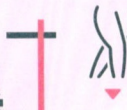

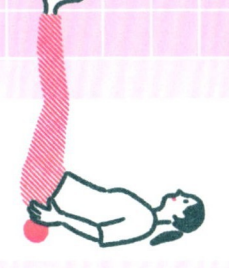

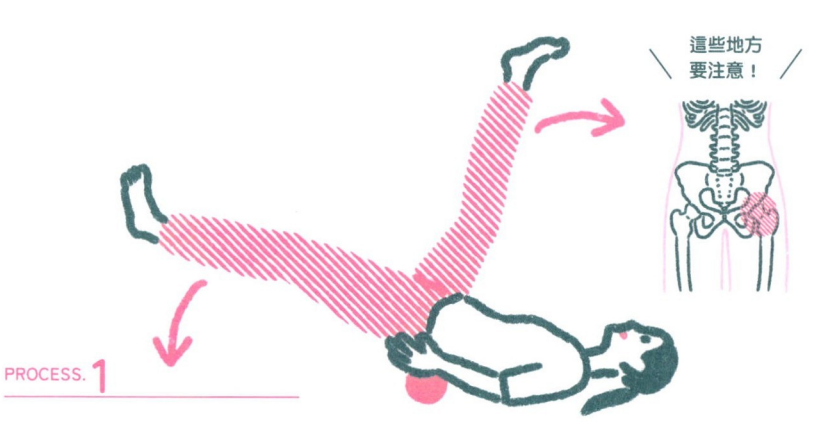

第 3 章 改善腳部歪斜，穿上緊身牛仔褲

這些地方要注意！

PROCESS. 1

微微收緊下腹部，雙腿前後張開。

▶ 注意不要移動骨盆。

PROCESS. 2

想像畫出一個大圓的感覺來移動張開的雙腿。

▶ 注意不要只用腳尖來旋轉。
▶ 如果不像畫圖那樣移動的話，臀部會變成方形。

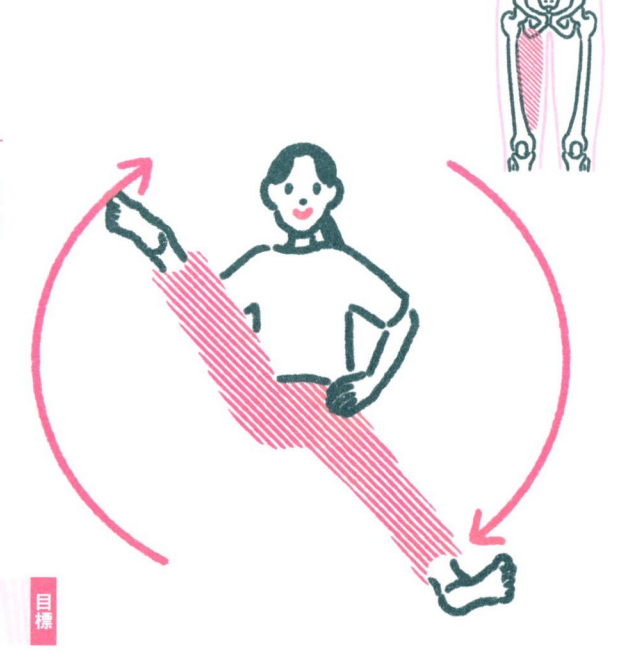

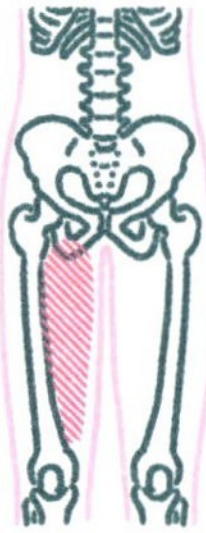

目標 左右交替各 **10** 次

腿型 1
O型腿

▼ 腿／O型腿

LEARNING

PRACTICE

所謂O型腿是指雙腳併攏站立時，膝蓋和小腿之間有間隙，呈現出「O」字形的腿。當O型腿惡化時，會過度發展大腿外側的肌肉，腿部從上到下變得粗壯而且沒有線條感。

＼O型腿的人具有這些特徵／

✔ <u>膝蓋和小腿無法靠攏。</u>

✔ <u>大腿和小腿外側緊繃。</u>

✔ <u>習慣將重量放在單腳上。</u>

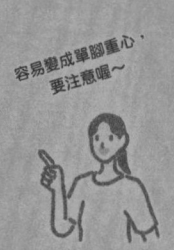

容易變成單腳重心，要注意喔～

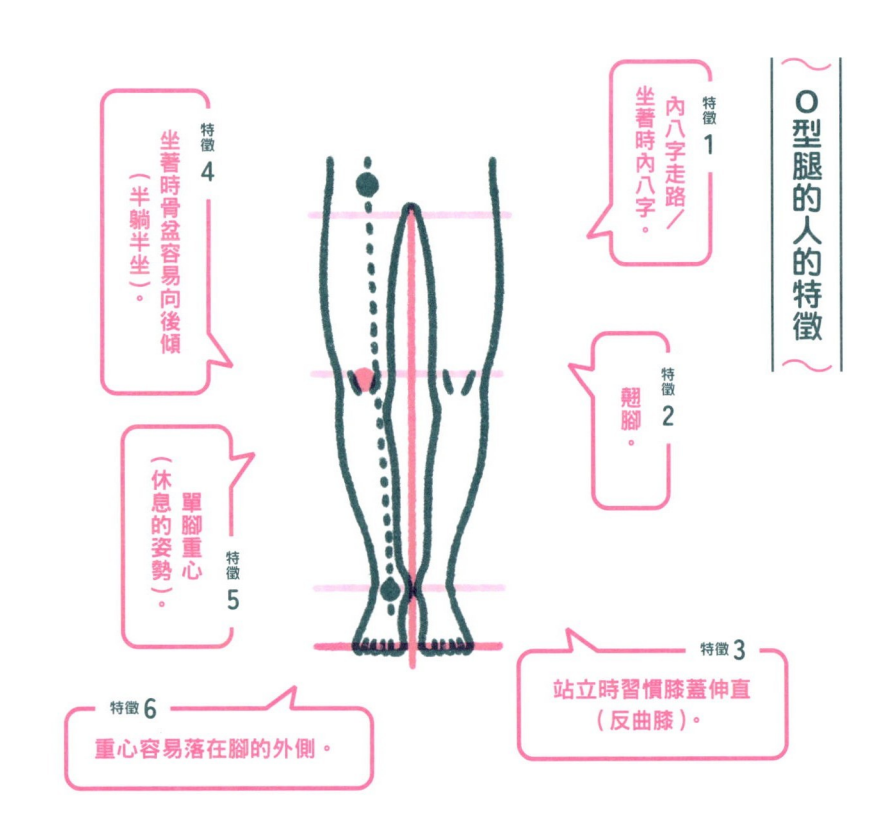

第 3 章 改善腳部歪斜，穿上緊身牛仔褲

解決常見身形問題 女性體態改善圖鑑

～O型腿的人的特徵～

特徵 1　內八字走路／坐著時內八字。

特徵 2　翹腳。

特徵 3　站立時習慣膝蓋伸直（反曲膝）。

特徵 4　坐著時骨盆容易向後傾（半躺半坐）。

特徵 5　單腳重心（休息的姿勢）。

特徵 6　重心容易落在腳的外側。

（ 改善方法 ）

改善坐姿和走路方式非常重要。檢查自己坐著時是否翹腳，站著時重心在哪裡。可以進行大腿外側的放鬆和伸展，並有意識地使用內側大腿的肌肉。

（ 原因 ）

習慣了單腳重心、翹腳和內八字走路，導致大腿外側的肌肉變得僵硬，進一步使得大腿骨向外張開。若不改善，會對髖關節內側造成負擔，甚至引發疼痛，因此需要特別注意。

解決O型腿問題，必須針對這些肌肉進行訓練！

腿／O型腿

LEARNING

PRACTICE

重點

- ✓ 過度使用腿部外側的肌肉，會加重O型腿。
- ✓ 學會運用內側大腿肌和髖關節的深層肌肉。
- ✓ 要有意識地運用臀部下方的肌肉。

｛ O型腿的人應注意的肌肉 ｝

建議使用的肌肉

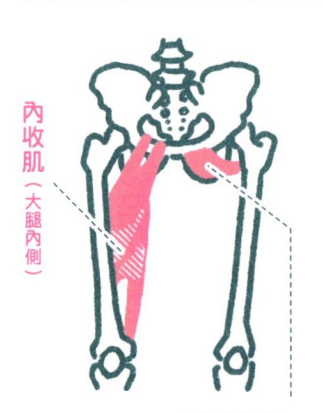

內收肌（大腿內側）

閉孔外肌
（六條深層臀部肌肉其中之一）

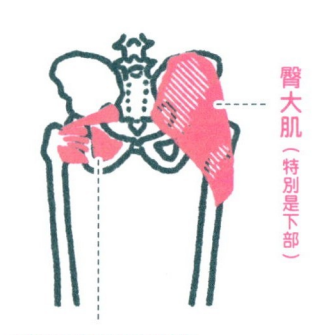

臀大肌（特別是下部）

六條深層臀部肌肉
（髖關節內部肌肉）

過度使用的肌肉

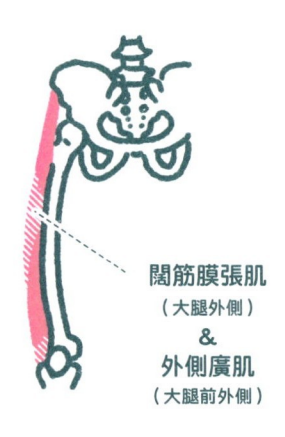

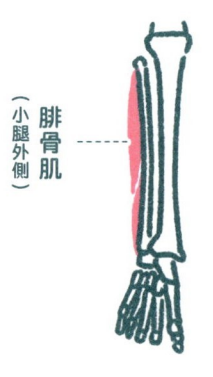

闊筋膜張肌
（大腿外側）
&
外側廣肌
（大腿前外側）

腓骨肌（小腿外側）

第 3 章　改善腳部歪斜，穿上緊身牛仔褲

解決常見身形問題　女性體態改善圖鑑

腿／O型腿

LEARNING

PRACTICE

透過蛙式踢腿 刺激內側大腿與臀部

效果

- 解決大腿內側的鬆弛與縫隙問題。
- 調整外擴的大腿和膝下的線條。
- 改善臀部下方的鬆弛感。

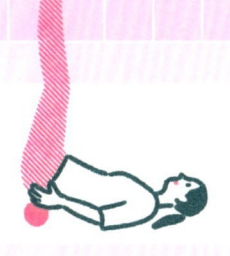

起始姿勢的重點

仰躺／將瑜伽墊或浴巾捲成圓筒狀，置於骨盆下方／雙腿伸向天花板／腳尖與膝蓋的方向對齊。

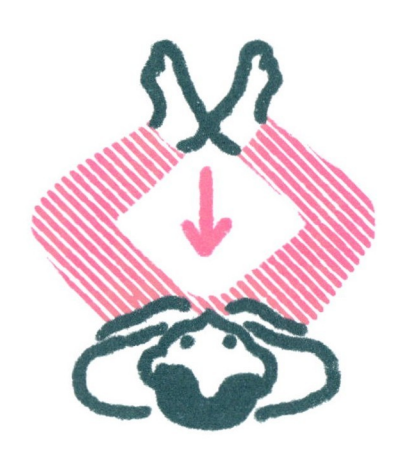

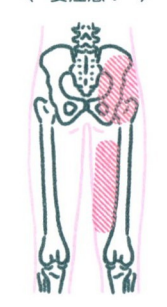

第 3 章 改善腳部歪斜，穿上緊身牛仔褲

\ 這些地方要注意！/

PROCESS. 1

保持腳跟相貼，將膝蓋向外打開，呈現菱形狀。
腳跟保持在該位置，靠近腹部。

▶ 將腳尖與膝蓋方向一致。

PROCESS. 2

保持大腿內側與臀部下方肌肉內縮，
將彎曲的腿向斜上方伸直。

▶ 將腳尖與膝蓋方向一致。
▶ 有意識地從髖關節開始，避免變成只有膝蓋動作。

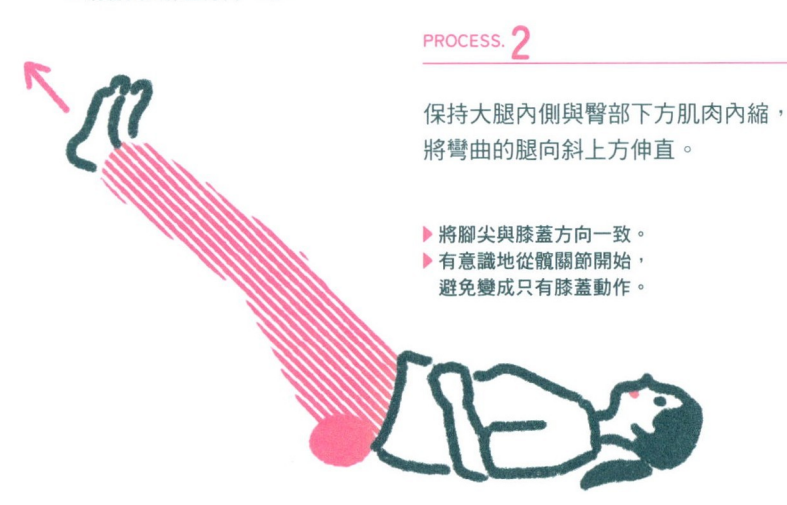

目標 15次

透過站姿內收運動 針對大腿內側肌肉進行鍛鍊

腿／O型腿

LEARNING

PRACTICE

效果
- 改善大腿內側明顯的縫隙。
- 緊實大腿內側肌肉。
- 大腿外側的緊繃感得以緩解。

起始姿勢的重點

將浴巾摺疊至約10公分厚,夾在大腿內側站立。

第 3 章　改善腳部歪斜，穿上緊身牛仔褲

PROCESS. 1

將其中一隻腳放在另一腳足弓的旁邊。

▶ 將腳尖和膝蓋大約朝外30度。

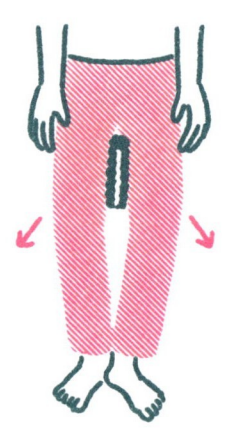

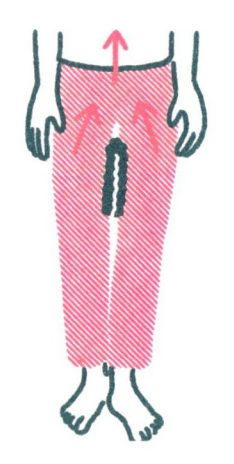

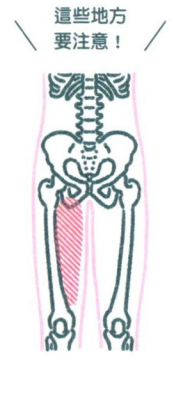

這些地方要注意！

PROCESS. 2

雙膝稍微彎曲。

▶ 確保腳尖和膝蓋的方向一致。
▶ 避免膝蓋彎曲過多，否則會鍛鍊到大腿前側的肌肉。

PROCESS. 3

想像下腹部向上提拉，用內側大腿的力量壓住毛巾。

▶ 專注於用大腿內側後部的力量壓住毛巾。
▶ 注意不要只用膝蓋的動作來壓毛巾。

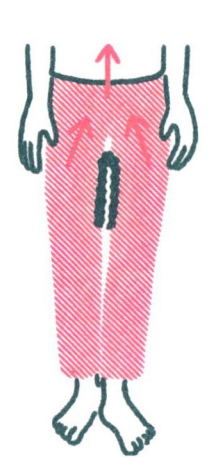

目標 20次

腿型 2
X型腿

▶ 腿／X型腿

LEARNING

PRACTICE

X型腿是指膝蓋相靠，但小腿和內腳踝之間有間隙，膝蓋以下向外張開，呈現「X」形的腿型。

這通常是因為小時候養成的習慣未能改變，例如**站立時雙膝靠攏、腳尖朝內，或經常採取日式跪坐姿勢**。對許多人來說，這是一種困擾。

＼ X型腿的人具有這些特徵 ／

✔ **小腿和內腳踝無法貼合。**

✔ **大腿的前側和外側容易緊繃突出。**

✔ **站立或坐下時習慣性內八字。**

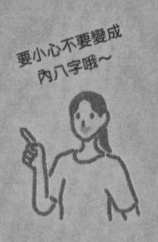

要小心不要變成內八字哦～

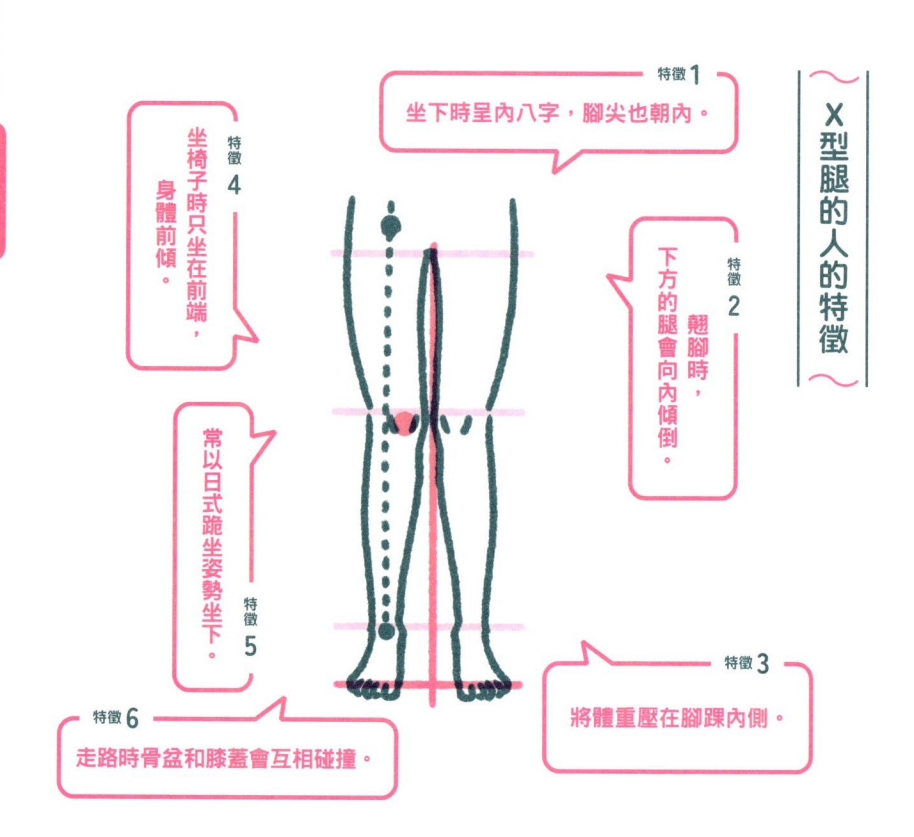

第 3 章　改善腳部歪斜，穿上緊身牛仔褲

解決常見身形問題
女性體態改善圖鑑

X型腿的人的特徵

特徵 1　坐下時呈內八字，腳尖也朝內。

特徵 2　翹腳時，下方的腿會向內傾倒。

特徵 3　將體重壓在腳踝內側。

特徵 4　坐椅子時只坐在前端，身體前傾。

特徵 5　常以日式跪坐姿勢坐下。

特徵 6　走路時骨盆和膝蓋會互相碰撞。

（ 改善方法 ）

在日常生活中，注意避免內八字，可以預防或改善X型腿的惡化。進行大腿前側和外側的放鬆與伸展，並且加強使用臀部的肌肉，才能有效改善腿型。

（ 原因 ）

因為**膝蓋內扣（內八字），導致骨盆前傾**，體重容易壓在大腿前側。若放任X型腿不處理，會導致大腿前側和外側的肌肉發達，使腿部顯得更粗壯。

腿／X型腿

LEARNING

PRACTICE

解決X型腿問題，必須針對這些肌肉進行訓練！

重點

- ✓ 過度使用大腿前外側（外側廣肌）會加劇X型腿的情況。
- ✓ 有效利用臀部和髖關節的深層肌肉，可以改善X型腿。
- ✓ 要有意識地使用大腿前內側的肌肉（內側廣肌）。

X型腿的人應注意的肌肉

建議使用的肌肉

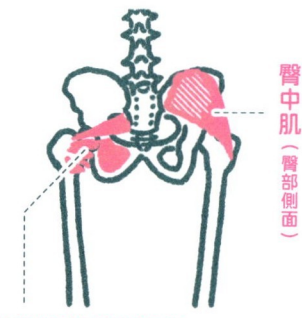

- 臀中肌（臀部側面）
- 六條深層臀部肌肉（髖關節的深層肌肉）
- 閉孔外肌（六條深層臀部肌肉其中之一）
- 內側廣肌（大腿前內側）

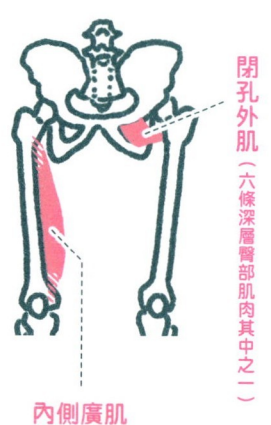

過度使用的肌肉

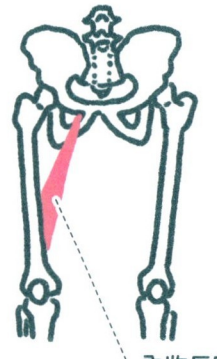

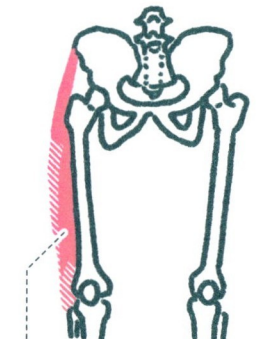

- 內收長肌（大腿內側）
- 大腿筋膜張筋（大腿外側）
- 外側廣肌（大腿前外側）

腿／X型腿

LEARNING

PRACTICE

使用青蛙腿橋式運動來改善膝下的歪斜

效果

- ✓ 改善大腿與膝下的歪斜。
- ✓ 解決臀部下垂的鬆弛感。
- ✓ 縮小橫向擴大的臀部。

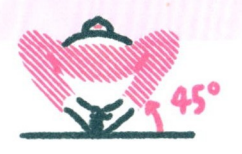

起始姿勢的重點

平躺姿勢／雙腳腳掌相對，膝蓋向外打開／小腿與地面呈45度角。

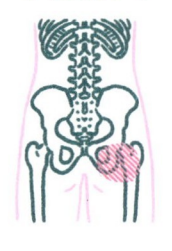

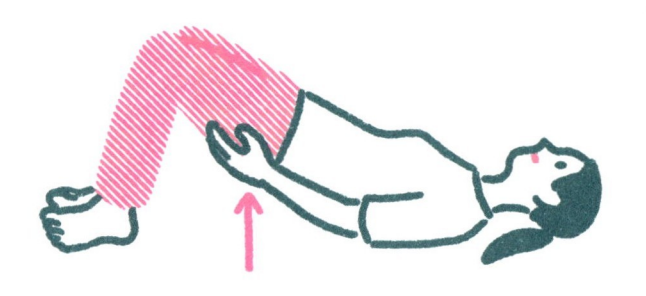

PROCESS. 1

雙手集中施力於臀部下方，將臀部抬起。

▶ 專注於使用臀部下方的肌肉。
▶ 注意避免腹部突出，否則容易導致骨盆前傾。

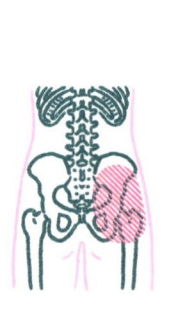

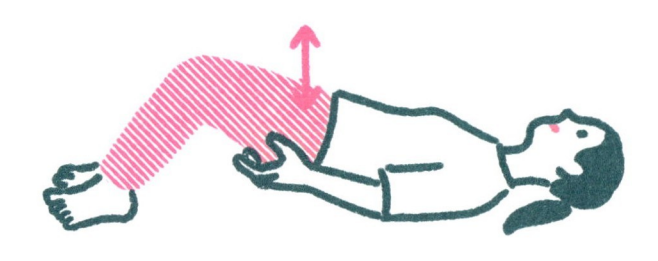

這些地方要注意！

PROCESS. 2

以髖關節為支點，重複上下抬動臀部。

▶ 注意避免以腰部為支點。
▶ 保持頭部、肋骨和骨盆呈一直線。

目標 20次

第 3 章 改善腳部歪斜，穿上緊身牛仔褲

腿／X型腿

LEARNING

PRACTICE

透過後退交叉弓箭步運動來啟用臀部和內側大腿肌肉

效果

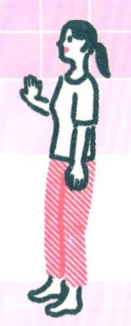

- ✓ 臀部上部變得更加立體。
- ✓ 臀部下部的鬆垮感得到改善。
- ✓ 能夠有意識地使用大腿內側的肌肉。

起始姿勢的重點

一隻手支撐在牆上站立 ／ 頭部、肋骨和骨盆保持在一直線上 ／ 骨盆朝向正前方。

PROCESS. 1

使用另一隻手,將臀部的肉向中心推攏,同時將靠牆的一條腿向後斜伸。

▶ 注意膝蓋容易向內側傾斜。
▶ 身體可以前傾。

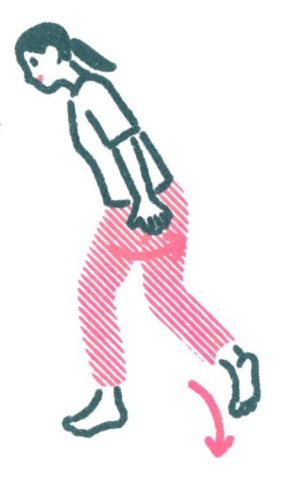

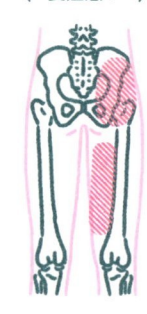

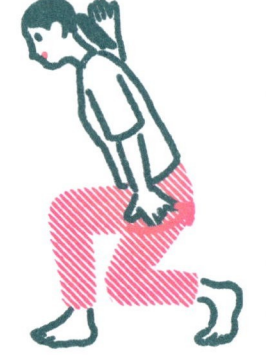

這些地方要注意!

PROCESS. 2

保持手推攏臀部的狀態,同時彎曲髖關節和膝關節,進行下蹲。

▶ 如果能感覺到臀部和內側大腿發力,是非常好的。
▶ 注意骨盆容易後傾。

PROCESS. 3

下腹部上提,回到起始位置。

▶ 如果能感覺到臀部和內側大腿的發力,那就非常好。
▶ 如果只有膝蓋動作,容易導致腿部變粗,請注意。

目標 左右交替進行各 **15** 次

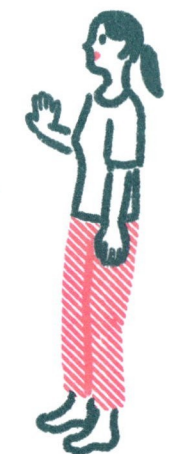

腿型 3 XO型腿

▶ 腿／XO型腿

LEARNING

PRACTICE

XO型腿是指膝蓋和內腳踝能夠貼合，但小腿肚之間有空隙的腿型。

XO型腿與O型腿或X型腿相比，雖然看起來似乎沒有明顯的歪斜，但「**只有膝蓋以下無法保持直線**」是這種類型的常見困擾。

＼XO型腿的人具有這些特徵／

✓ <u>小腿肚之間有空隙。</u>

✓ <u>膝蓋以下向外擴張，小腿肚外側緊繃。</u>

✓ <u>習慣鴨子坐或膝蓋伸得筆直站立。</u>

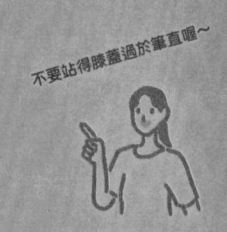

不要站得膝蓋過於筆直喔～

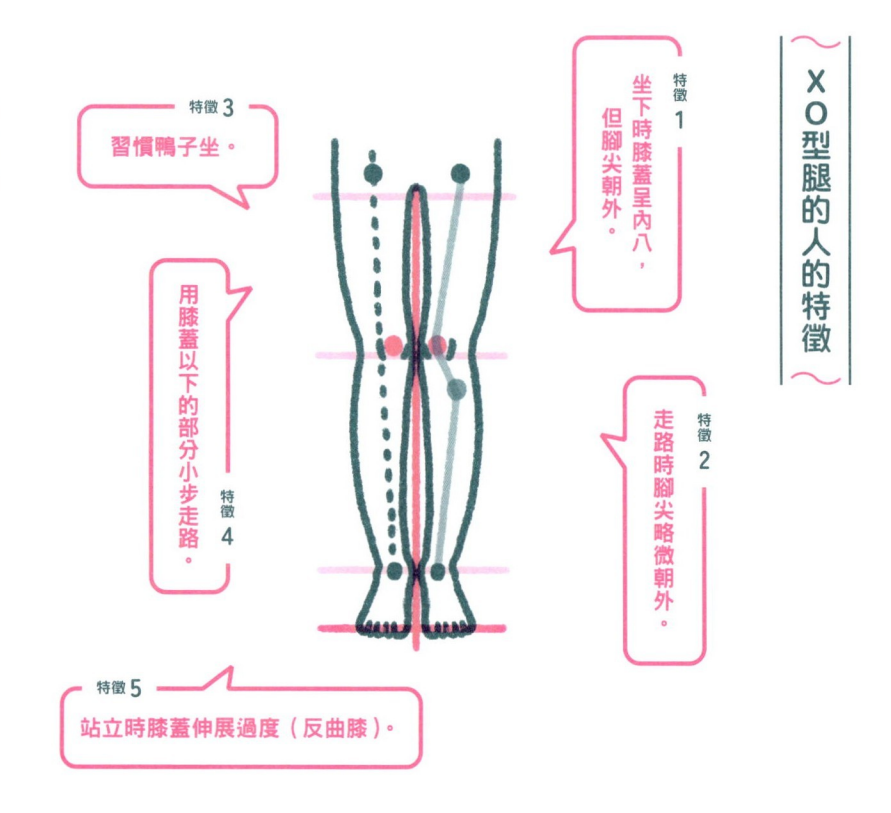

第 3 章　改善腳部歪斜，穿上緊身牛仔褲

解決常見身形問題
女性體態改善圖鑑

XO型腿的人的特徵

特徵 1　坐下時膝蓋呈內八，但腳尖朝外。

特徵 2　走路時腳尖略微朝外。

特徵 3　習慣鴨子坐。

特徵 4　用膝蓋以下的部分小步走路。

特徵 5　站立時膝蓋伸展過度（反曲膝）。

（改善方法）

最有效的方法是**積極鍛鍊大腿內側後方及膝蓋後方的肌肉**。由於大腿外側的肌肉僵硬緊繃，建議通過放鬆和伸展運動來舒緩這部分的肌肉。

（原因）

習慣性**鴨子坐**，或用**膝蓋以下的小步行走**是主要原因。此外，站立時過度伸直膝蓋也是問題之一。長期保持膝蓋以下的歪斜，**可能導致膝蓋和腰部出現疼痛，因此需要注意**。

解決XO型腿問題，必須針對這些肌肉進行訓練！

腿／XO型腿

LEARNING

PRACTICE

重點

- ✓ 過度使用大腿外側（前後）的肌肉會加重XO型腿的情況。
- ✓ 如果能有意識地使用大腿後側內側的肌肉，XO型腿是可以改善的。
- ✓ 若能使用膝蓋後方的肌肉，那就非常理想。

解決常見身形問題 女性體態改善圖鑑

第 3 章　改善腳部歪斜，穿上緊身牛仔褲

XO型腿的人應注意的肌肉

建議使用的肌肉

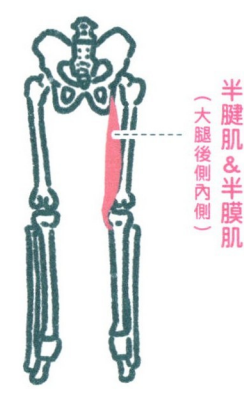

半腱肌&半膜肌（大腿後側內側）

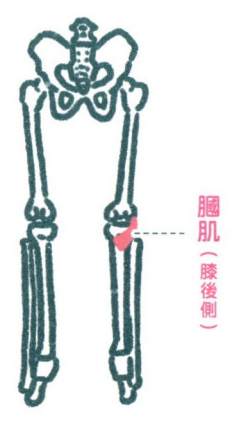

膕肌（膝後側）

過度使用的肌肉

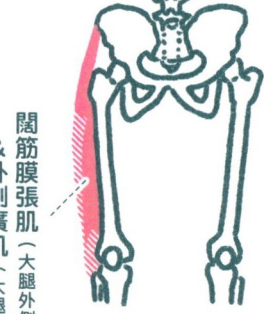

闊筋膜張肌（大腿外側）&外側廣肌（大腿前外側）

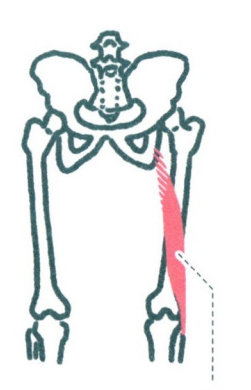

股二頭肌（大腿後側外側）

▼ 腿／XO型腿

LEARNING

PRACTICE

透過**腳趾內扣膝外翻動作**解決膝下歪斜問題

效果

✓ 膝下的歪斜問題得以改善。

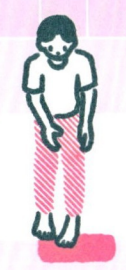

✓ 改善小腿外側的緊繃感。

✓ 改善大腿外側的緊繃感。

起始姿勢的重點

將瑜伽墊或浴巾捲起，放在單腳腳趾根部下方／將承重腳的腳尖向內轉約15度。

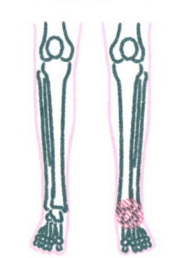

第 3 章　改善腳部歪斜，穿上緊身牛仔褲

解決常見身形問題　女性體態改善圖鑑

PROCESS. 1

將腳放在墊子上，將膝蓋朝正前方，輕輕彎曲。

▶ 注意不要讓臀部外擴。
▶ 用雙手按住膝蓋，保持膝蓋朝正前方。

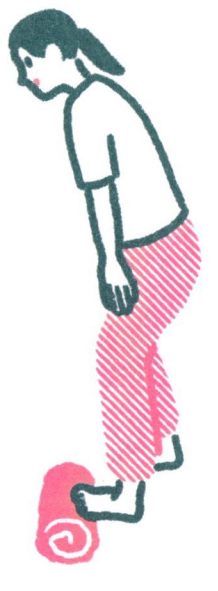

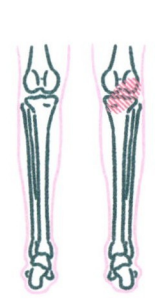

這些地方要注意！

PROCESS. 2

讓小腿朝前傾，並重複彎曲和伸展。

▶ 注意腳尖和腳跟的位置容易偏移。
▶ 注意不要讓骨盆後傾。

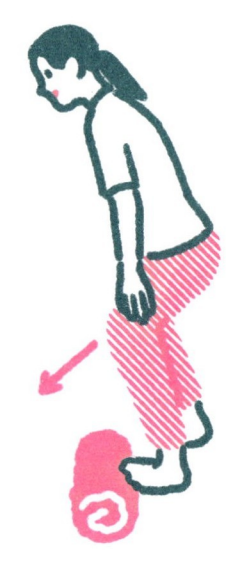

目標　左右交替進行，每邊 20 次

進行站立腿彎舉 以收緊大腿內後側

腿／XO型腿

LEARNING

PRACTICE

效果

- ✓ 大腿內後側收緊。
- ✓ 改善小腿外側的緊繃感。
- ✓ 大腿內側到小腿內側的線條更加美麗。

起始姿勢的重點

單腳向後彎曲站立／頭部、肋骨和骨盆保持直線／彎曲的腳保持內八字。

- 140 -

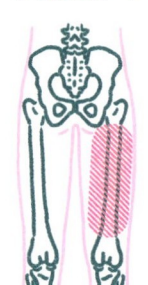

第 3 章　改善腳部歪斜，穿上緊身牛仔褲

解決常見身形問題 女性體態改善圖鑑

PROCESS. 1

將向後那隻腿的膝蓋彎起。

▶ 若沒有意識到正在提起下腹部，則容易造成骨盆前傾，請注意。
▶ 彎曲時，膝蓋不要向前移動，請注意。

這些地方要注意！

PROCESS. 2

放下腳，重複彎曲和伸展。

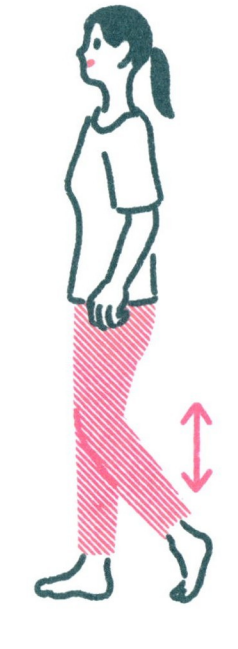

目標　左右交替進行，每邊 **20** 次

第 4 章 想改善粗壯的小腿！

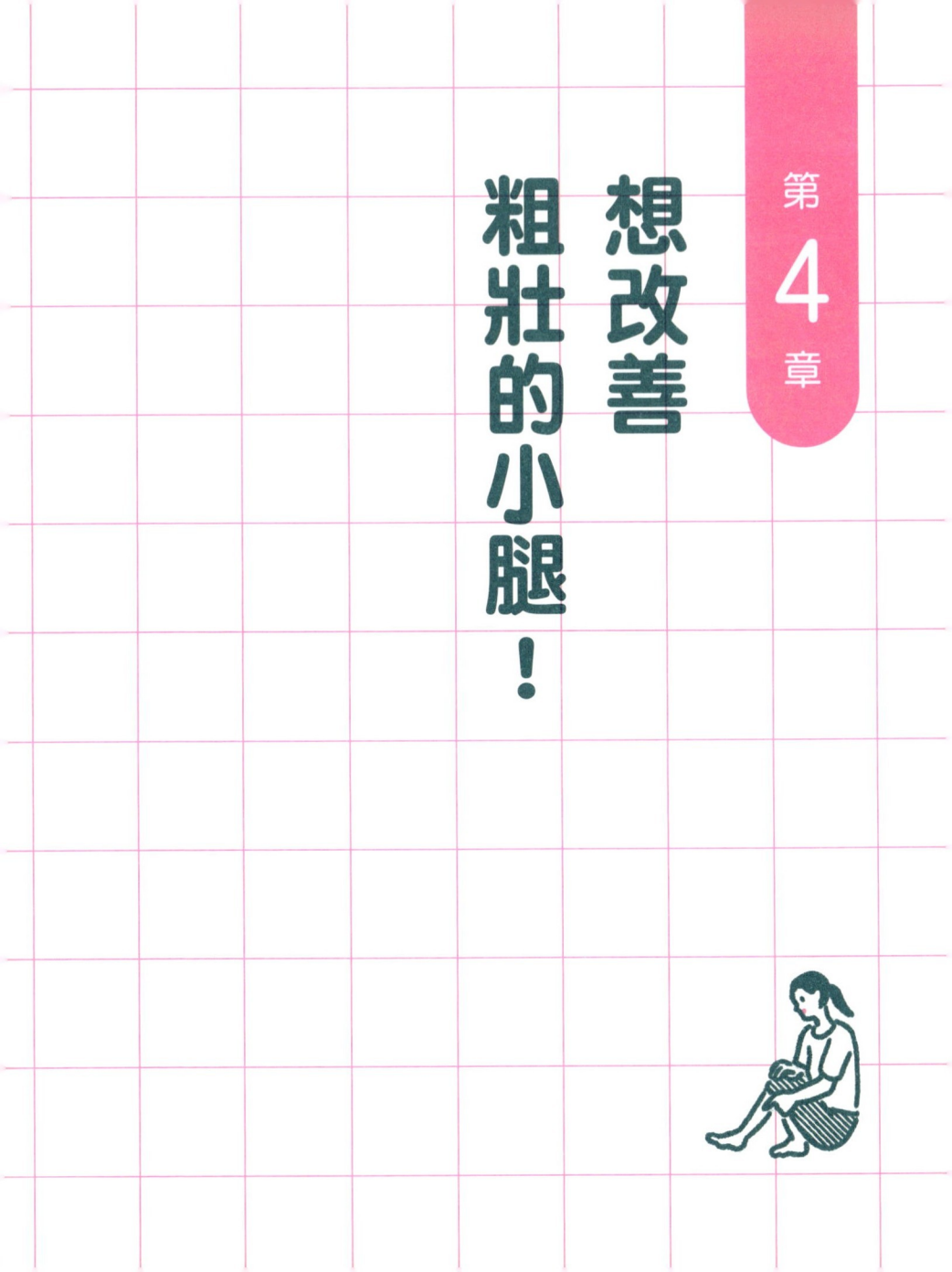

我經常聽到有人說，

「因為粗壯的小腿，常常穿長裙或喇叭褲來遮掩」，

或者「小腿又大又緊，

經常會有襪子或靴子留下的痕跡」。

其實，只要注意日常生活中的姿勢、

動作和穿著的鞋子，

就可以讓小腿變得更纖細。

要讓小腿變細的三個步驟，

都是可以坐著做的簡單運動，

所以可以在看電視或洗澡的時候試試看！

查看影片！

小腿細的人和小腿粗的人，差別在哪裡？

重點

- ✓ 小腿粗的人，腳的弓形會被壓扁。
- ✓ 要讓小腿變細，必須正確使用腳趾和腳踝。
- ✓ 「鴨子坐」會讓小腿變粗。

LEARNING

PRACTICE

第 4 章　想改善粗壯的小腿！

小腿變粗的原因

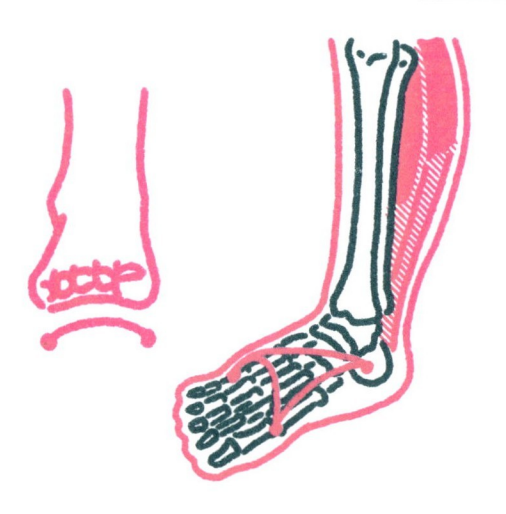

穿著尖頭鞋等鞋子時，大拇指和小指會向內彎曲，腳的弓形會被壓扁。

如果能夠讓全身體表面只有1%面積的足底上，200多塊骨頭能夠不偏離地堆疊在一起，那麼就能以最基本的力量支撐起身體。這是讓小腿變細、美麗的重要關鍵。

此外，當能夠正確使用腳趾和腳踝時，小腿的部位會上升，腿部線條也會更加有彈性。

【小腿變粗的原因】

穿著尖頭鞋等鞋子會導致大拇指和小指向內彎曲，腳的弓形被壓扁，還有女性特有的兒時習慣（內八字、鴨子坐）會導致髖關節內側偏移，進而使膝下和腳部歪曲。

【纖細小腿的三個步驟】

第1步：放鬆僵硬的腳趾和腳踝。
第2步：放鬆小腿肌肉。第3步：學會正確使用腳趾和腳踝。

讓小腿變粗的日常姿勢與動作

重點

- ✓ 一邊操作手機一邊走路會讓小腿變粗。
- ✓ 膝蓋完全伸直，會讓大腿與小腿變粗。
- ✓ 包腳細跟鞋或高跟鞋是小腿的最大敵人。

LEARNING

PRACTICE

讓小腿變粗的習慣

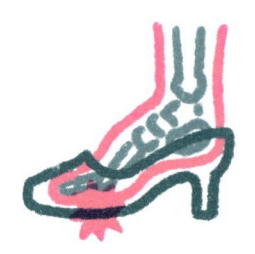

穿有跟的鞋子

由於大拇指和小指會向內彎曲，這會導致足弓塌陷。

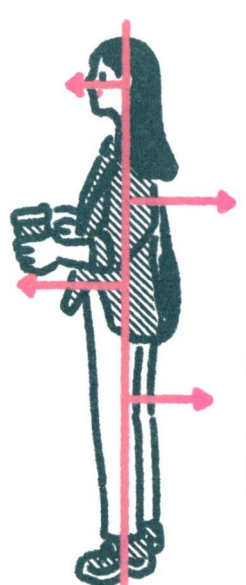

一邊操作手機一邊走路

當頭部向前伸出且低頭行走時，每當腳跟著地，身體會變得不穩定。為了穩定身體，會過度使用小腿（特別是外側）的肌肉，導致小腿下方及外側逐漸變粗。

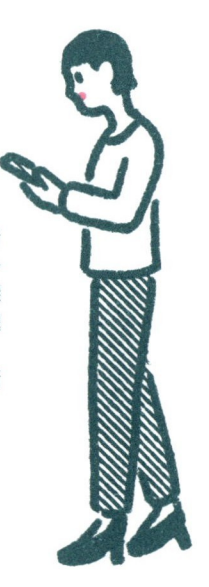

膝蓋完全伸直

有將肚子向前突出習慣的人，會試圖將上半身和腿向後拉來保持平衡。此時膝蓋會完全伸直，導致膝蓋以下外側變寬，小腿變粗。

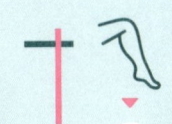

透過腳趾與腳踝放鬆 緩解僵硬的腳趾與腳踝

LEARNING
PRACTICE

效果

✓ 僵硬的腳趾得到放鬆，並使腳部骨骼回到正確的位置。

✓ 能有效分散腳部所承受的衝擊，不再需要使用多餘的肌肉。

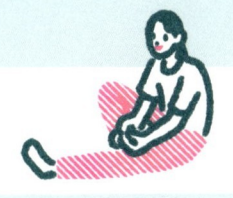

✓ 形成足弓。

起始姿勢的重點

單腳的大腿上放置另一隻腳坐著。

第4章 想改善粗壯的小腿！

解決常見身形問題 女性體態改善圖鑑

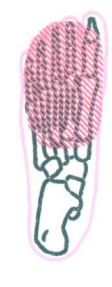

PROCESS. 1

用手握住腳的大拇指和食指的根部，前後左右地移動（依次從大拇指移到小拇指進行）。

▶ 不僅是指尖，而是要從腳趾根部開始移動。

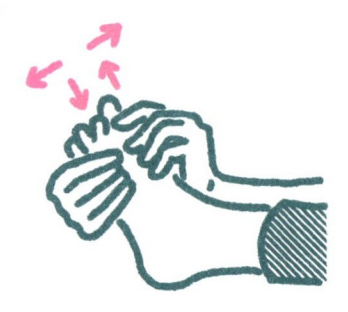

\ 這些地方要注意！ /

PROCESS. 2

如圖所示，右手和左腳的腳趾交錯纏繞，用左手的大拇指按壓腳底中央，然後旋轉左腳。

▶ 想像用左手固定住腳踝的感覺。
▶ 集中移動腳底的上半部分，這樣可以形成足弓。

PROCESS. 3

用雙手的大拇指按壓腳底。

▶ 連腳跟部分也要按壓，效果更好。

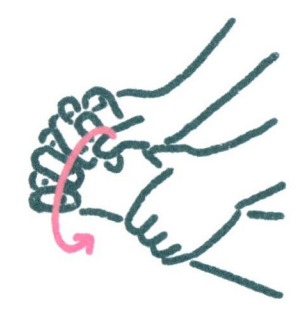

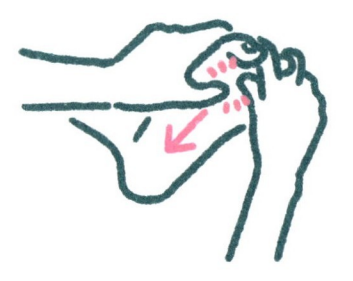

目標 每個步驟左右交換進行 **30秒**

使用下肢淋巴釋放法
放鬆小腿，促進血液循環

LEARNING

PRACTICE

效果

✓ 放鬆緊繃的小腿肌肉，有助於瘦腿。

✓ 緊繃的小腿可以變得纖細。

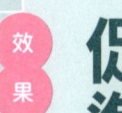

✓ 改善血液循環和淋巴流動。

起始姿勢的重點

腿膝蓋彎曲立起，另一腿盤坐／背部圓弧狀也沒關係。

解決常見身形問題 女性體態改善圖鑑

第 4 章 想改善粗壯的小腿！

這些地方要注意！

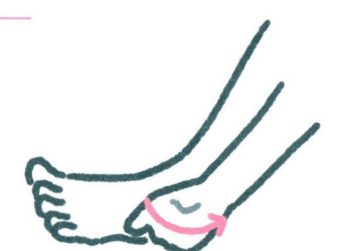

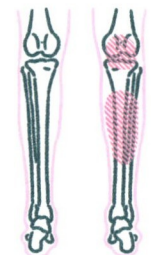

PROCESS. 1

使用雙手食指的第二指節，沿著內側與外側腳踝下方呈 U 字形劃過。

▶ 在「疼痛卻舒服」的範圍內進行。

PROCESS. 2

用雙手大拇指按壓膝蓋後側，同時上下擺動腳尖或彎曲伸直膝蓋。

▶ 結束後從小腿下方向上按摩，可以提升效果。

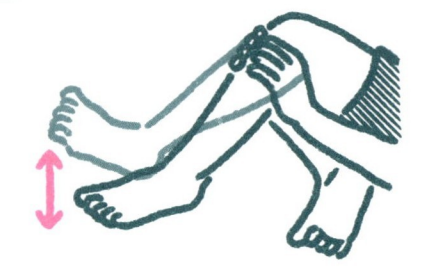

PROCESS. 3

用雙手大拇指按壓大腿根部，同時左右搖動腿部。

▶ 用雙手大拇指按壓大腿根部，同時左右搖動腿部。

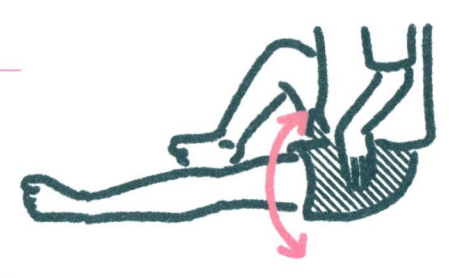

每個步驟左右交換進行 20 秒　目標

- 151 -

透過腳指與腳踝訓練，學習正確使用腳指與腳踝

LEARNING PRACTICE

效果

✓ 從腳尖到大腿都能成為筆直的美腿。

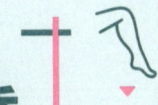

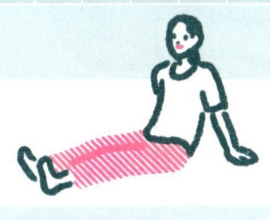

✓ 能夠正確使用腳指與腳踝。

✓ 當腳底的肌肉能正確使用時，腳弓會自然形成。

起始姿勢的重點

坐姿雙腿伸直，雙腳間距約為一個拳頭的寬度／雙手撐在後方，支撐上半身。

第4章 想改善粗壯的小腿！

解決常見身形問題 女性體態改善圖鑑

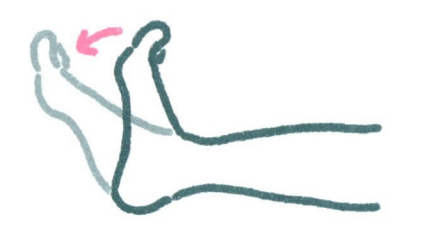

\ 這些地方要注意！ /

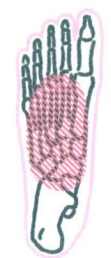

PROCESS. 1

將雙腳的所有腳趾往後翹起，伸展腳背。

▶ 如果能讓腳趾間、腳踝的中心點，以及膝蓋正對著一條直線，則效果更好。
▶ 如果在腳趾張開的狀態下完成這個動作會更理想。

PROCESS. 2

用力握緊雙腳的腳趾，同時將腳背向自己方向拉近。

▶ 如果能從腳趾的根部開始握緊，則效果更好。

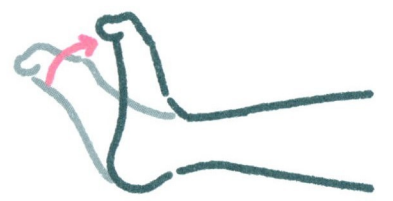

PROCESS. 3

將雙膝立起，僅用大拇趾接觸地面，其他腳趾懸空。用大拇趾壓住地面，同時將雙膝向外打開。

▶ 讓大拇趾的指腹完全貼住地面是關鍵。
▶ 如果能感受到使用腳弓肌肉的感覺會更理想。

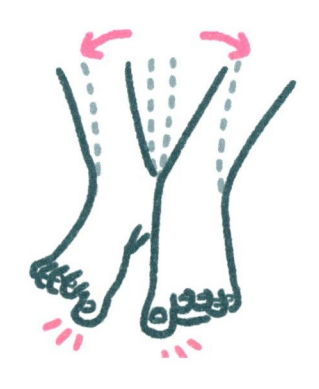

每個步驟各維持 **20** 秒鐘　目標

- 153 -

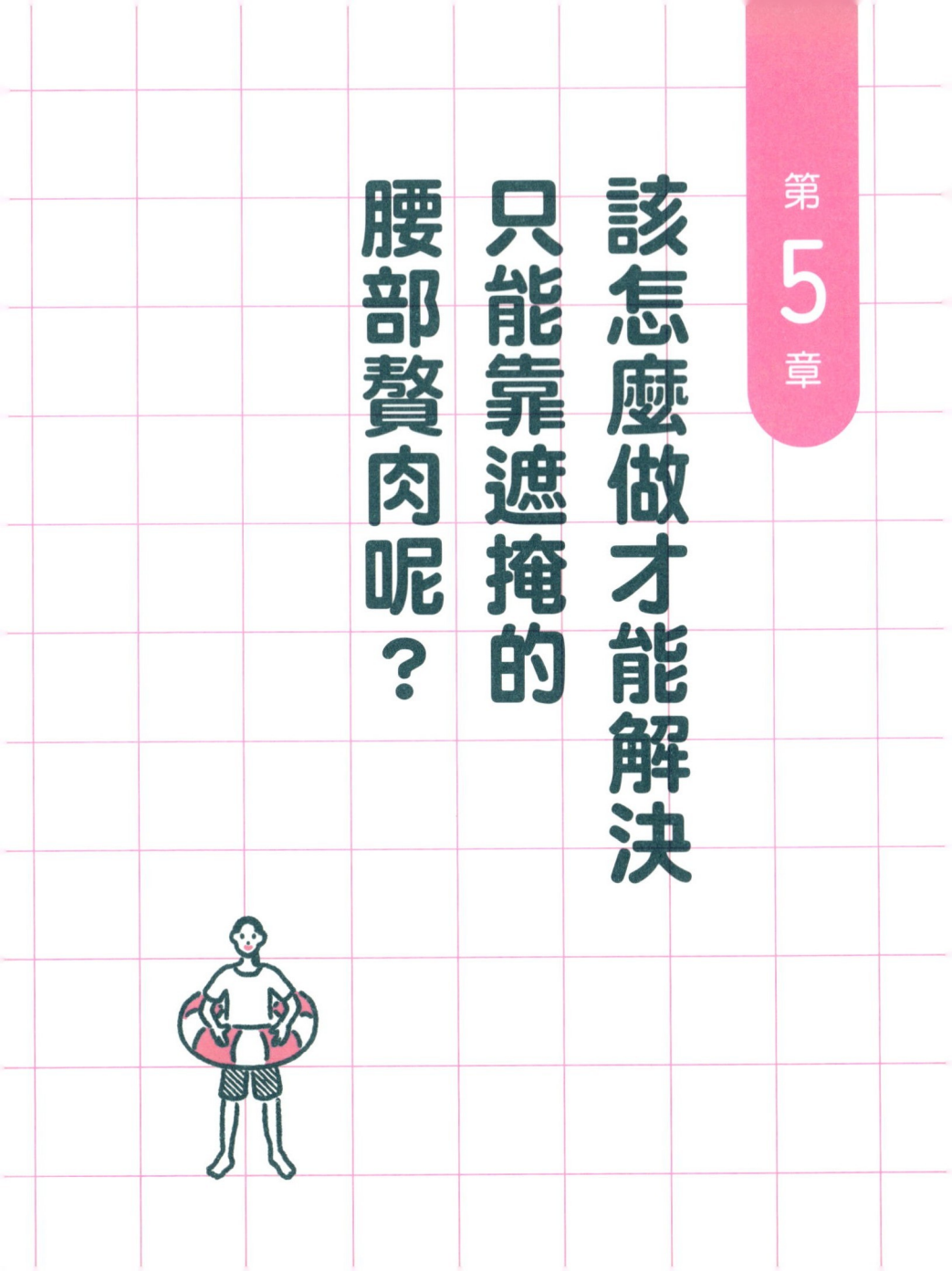

第5章

該怎麼做才能解決只能靠遮掩的腰部贅肉呢？

解決常見身形問題 女性體態改善圖鑑

「因為是直桶狀體型，腰部周圍緊身的衣服穿不下」、
「想要擁有曲線，就嘗試做腹部運動，但卻沒有效果」、
「雖然體重減輕了，但卻無法擁有理想的曲線」。

當女性過了20歲後，開始為直桶狀體型或腰部贅肉而煩惱。

「減肥後，這些自卑感應該會改善」，這當然沒錯，但根本問題在於「骨骼位置」。

了解正確的骨骼位置，朝著擁有曲線分明的身材邁進吧。

查看影片！

為什麼有些人會成為直桶狀體型，而有些人不會呢？

重點

- ✓ 直桶狀體型的原因是「肋骨」。
- ✓ 如果肋骨下部是「倒梯形類型」，就會有曲線。
- ✓ 如果肋骨下部是「長方形類型」，就會變成直桶狀體型。

有曲線的人和直桶狀體型的人的肋骨

第5章　該怎麼做才能解決只能靠遮掩的腰部贅肉呢？

當肋骨下部擴張時……
女性重要的骨盆底肌群會變得不容易發揮作用。

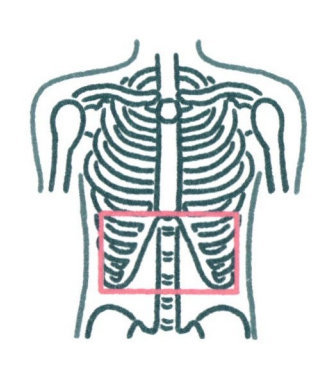

直桶狀體型的人　　　有曲線的人

直桶狀體型指的是「腰部沒有曲線，胸部到腰部的寬度相同的體型」。直桶狀體型的原因在於「肋骨」。正確的肋骨應該是下部呈倒梯形，而直桶狀體型的肋骨下部則向兩側擴展，像長方形一樣。

長方形的肋骨會產生「凸肚子」等多種身體上的困擾，因此需要注意。

此外，人在呼吸時，不僅是肺部，還會使用與肋骨相連的「橫隔膜」。進行深呼吸並保持正確的呼吸方式，需要橫隔膜呈圓頂形狀。然而，當肋骨下部擴展時，橫隔膜會被肋骨拉平，導致呼吸變淺。淺呼吸會使血液流動不順，造成集中力下降、疲勞難以改善等各種不適。此外，還會使女性重要的骨盆底肌群變得不容易發揮作用。

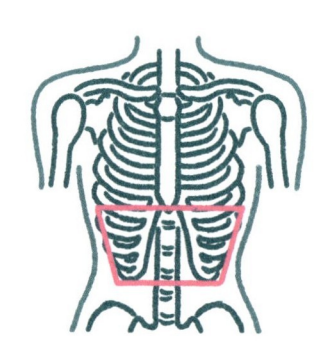

- 157 -

肋骨和骨盆之間有著極大的關聯！

LEARNING

PRACTICE

重點

- ✓ 直桶狀體型會導致臀部的形狀崩塌。
- ✓ 「曲線」和「凹陷」是不同的。
- ✓ 駝背或骨盆前傾會導致直桶狀體型。

肋骨和骨盆決定了身體的線條

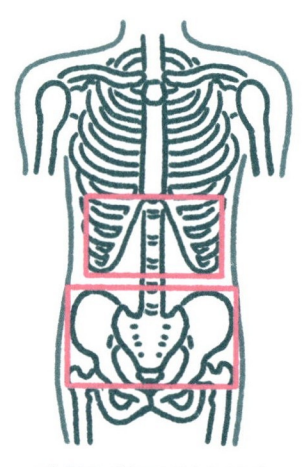

肋骨下部呈現長方形
骨盆也呈現長方形

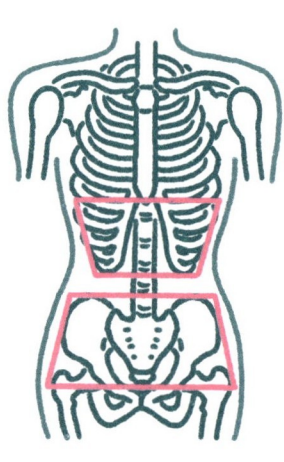

肋骨下部呈現倒梯形
骨盆呈現梯形

肋骨和骨盆之間關聯密切，因此肋骨的形狀也會影響骨盆的形狀。

肋骨下部呈「倒梯形」的人，骨盆到腿部的線條會呈現「梯形」，能塑造出圓潤且上翹的臀部。

相反地，肋骨下部呈「長方形」的人，骨盆到腿部的線條也會呈現「長方形」，導致臀部變成四方形，甚至臀部兩側出現凹陷。

直桶狀體型的人若僅靠飲食控制，雖然腹部脂肪可能會變緊實，但這只是因為<u>體重減輕而產生的「凹陷」，並非真正的「曲線」</u>。若恢復正常飲食，有很高的機率容易回到飲食控制前的體型。

肋骨下部變成長方形的原因，多半來自於姿勢不良，如駝背或骨盆前傾。

在進行飲食控制之前，<u>先從改善姿勢開始，將肋骨的形狀調整到正確狀態</u>，為身體建立更好的基礎吧！

「游泳圈肉」有一個令人驚訝的原因

LEARNING

PRACTICE

重點

- ✓ 游泳圈肉的成因與內臟的位置有關。
- ✓ 當姿勢不良時，內臟的位置會下移，導致小腹突出。
- ✓ 游泳圈肉的成因也包括脂肪，因此需要注意飲食過量。

游泳圈肉的成因

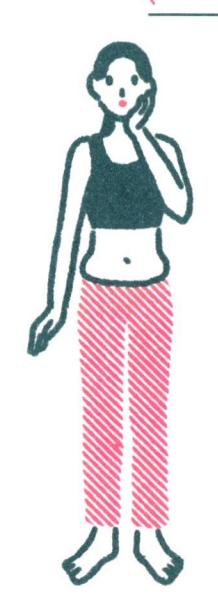

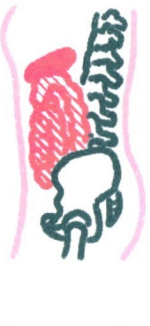

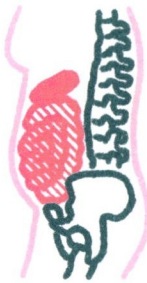

○ 正確姿勢時內臟的位置。

✗ 姿勢不良時內臟的位置。

第 5 章 該怎麼做才能解決只能靠遮掩的腰部贅肉呢？

解決常見身形問題 女性體態改善圖鑑

游泳圈肉一直是女性中常見的困擾之一。

游泳圈肉的成因不僅僅是「腹部脂肪多」，而是因為**無法維持正確的姿勢，導致內臟從正確位置移位**。

當能夠保持正確的姿勢時，腹部的空間會縱向延展，內臟能穩定地位於骨盆上方。

相反地，若姿勢不正，腹部空間會被壓縮，內臟位置下移，造成下腹向前突出。這就會引起「身體很瘦但下腹特別明顯」的困擾。

要改善游泳圈肉，需要做到以下兩點：「保持正確姿勢」和「讓肋骨與骨盆進行反方向扭轉」。例如，在走路時刻意讓胸部扭轉，並擺動手臂，在日常動作中融入「身體扭轉」的意識。

當然，若是因脂肪堆積導致的問題，也需要注意避免飲食過量。

- 161 -

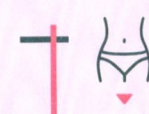

放鬆僵硬的肋骨
透過胸椎旋轉訓練（捲曲與延伸）

LEARNING / PRACTICE

效果

- ✓ 掌握能塑造腰線的肋骨運動方法。
- ✓ 調整肋骨形狀，改善駝背與骨盆前傾問題。
- ✓ 更容易使用腰線肌肉（腹外斜肌）。

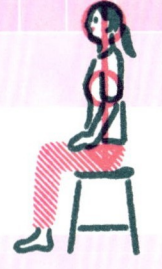

起始姿勢的重點

頭部、肋骨、骨盆保持一條直線坐姿／腳的寬度與膝蓋的間距約為一個拳頭大小。

第5章 該怎麼做才能解決只能靠遮掩的腰部贅肉呢？

解決常見身形問題 女性體態改善圖鑑

PROCESS. 1

以胸口（心窩處）為支點扭轉身體。前側的手放在大腿的外側，後側的手輕放在椅子（或骨盆）上。

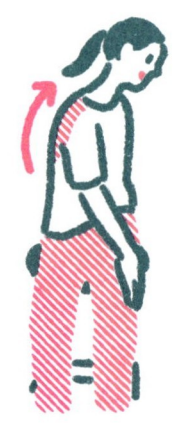

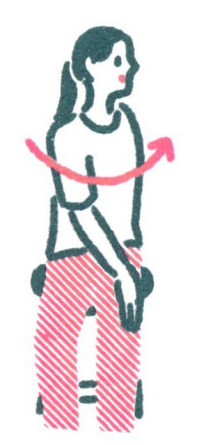

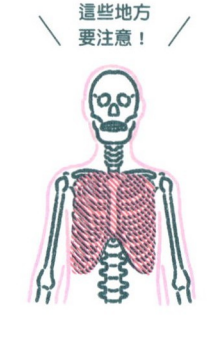

這些地方要注意！

PROCESS. 2

維持扭轉姿勢，以胸口為支點將背部捲曲成弧形。

▶ 注意不要只動頭部。

PROCESS. 3

以胸口為支點向後擴展胸部。重複 PROCESS. 2 和 3。

▶ 注意不要只動頭部或腰部。
▶ 嘗試讓胸口以上的部分反向擴展胸部會更好。

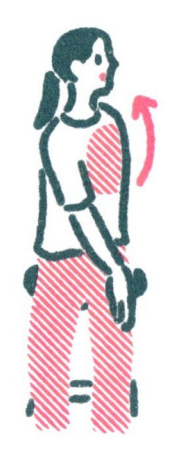

目標　左右交換進行，每側 10 次

透過胸椎鐘擺運動 調整肋骨至正確形狀

LEARNING PRACTICE

效果

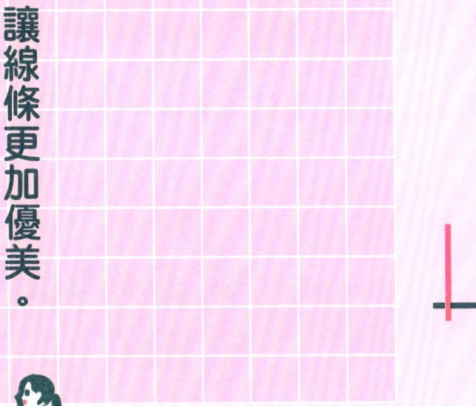

- ✓ 調整整個肋骨的形狀。
- ✓ 緩解頸部僵硬和腰痛。
- ✓ 改善背部到腰部的曲線,讓線條更加優美。

起始姿勢的重點

頭部、肋骨、骨盆保持一條直線坐姿／腳的寬度與膝蓋間距約為一個拳頭大小／雙手輕輕壓在心窩處(胸口下方)。

第5章 該怎麼做才能解決只能靠遮掩的腰部贅肉呢？

解決常見身形問題 女性體態改善圖鑑

PROCESS. 1

將心窩處像鐘擺一樣左右移動。

▶ 注意骨盆不要向兩側偏移。

目標 來回 **10** 次

這些地方要注意！

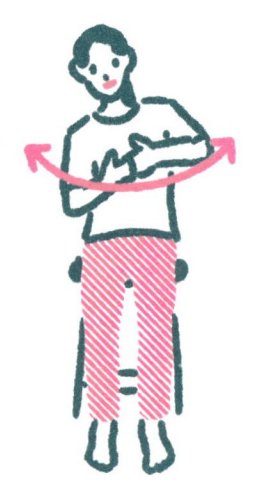

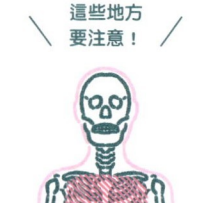

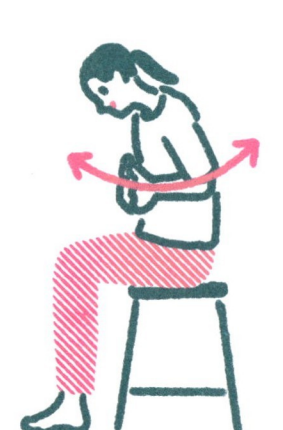

PROCESS. 2

將心窩處像鐘擺一樣前後移動。

▶ 想像將心窩往內收的感覺。
▶ 注意不要只有頭部在動。

目標 來回 **10** 次

PROCESS. 3

將心窩依序向右→前→左→後移動，像畫圓一樣旋轉，反方向也進行一次。

▶ 畫出漂亮的圓形會更有助於打造腰部曲線。
▶ 緩慢且細心地進行。

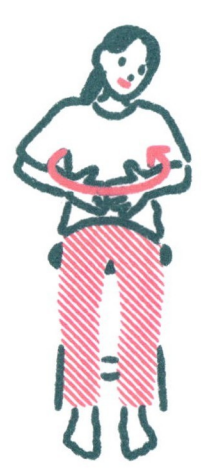

目標 **5** 圈

使用胸椎扭轉運動來正確活動肋骨

LEARNING PRACTICE

效果

- ✓ 掌握能夠打造腰部曲線的肋骨運動方式。
- ✓ 日常動作也能成為腰部線條的鍛鍊。
- ✓ 加入手部動作可以更容易理解肋骨的運動。

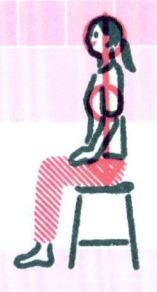

起始姿勢的重點

頭部、肋骨、骨盆保持一條直線坐姿／
腳的寬度與膝蓋的間距約為一個拳頭大小。

第 5 章 該怎麼做才能解決只能靠遮掩的腰部贅肉呢？

這些地方要注意！

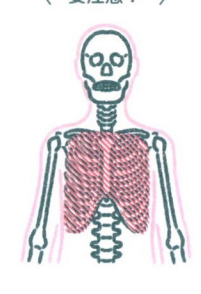

PROCESS. 1

彎曲手肘，雙手於胸前擺出像握著魔術方塊的姿勢。

▶ 使用魔術方塊是為了更容易想像肋骨的動作。
▶ 注意不要抬高肩膀。

PROCESS. 2

同時讓右手向前旋轉、左手向後旋轉，並將上半身向左側扭轉。

▶ 一邊吐氣一邊進行，有助於鍛鍊腰部曲線肌肉（腹外斜肌）。

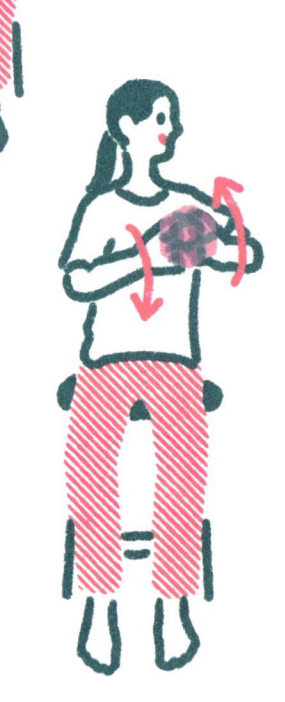

目標 左右交換進行，各 **10** 次

- 167 -

透過剪刀式運動讓肋骨與骨盆聯動

LEARNING PRACTICE

效果

- ✓ 能讓肋骨與骨盆更有效地聯動，塑造腰部曲線。
- ✓ 學習能夠形成腰部曲線的走路方式。
- ✓ 改善下半身肥胖問題。

起始姿勢的重點

仰躺於地面／在骨盆下墊上瑜伽墊或捲起的浴巾／雙腿向上伸直朝向天花板。

- 168 -

第 5 章 該怎麼做才能解決只能靠遮掩的腰部贅肉呢？

解決常見身形問題 女性體態改善圖鑑

這些地方要注意！

PROCESS. 1

雙手放在大腿內側。

▶ 需注意保持「額頭與下巴連線」與地面平行。

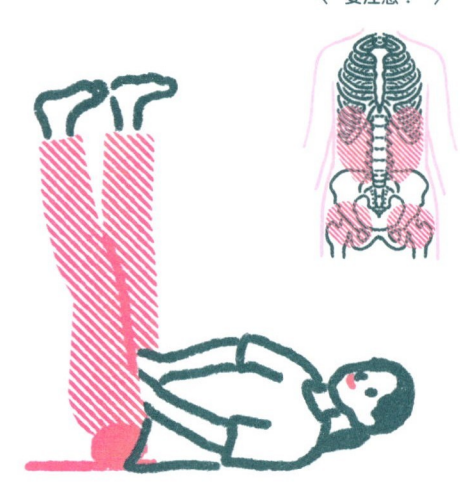

PROCESS. 2

雙腿前後打開。

▶ 確保雙手不會離開大腿內側。
▶ 集中注意胸部的運動會更好。

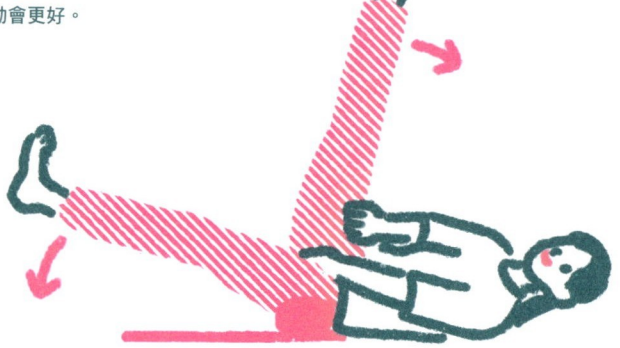

目標　左右交替，共做 **20** 次

透過半跪扭轉動作解決直桶狀體型與下半身肥胖問題

LEARNING

PRACTICE

效果

✓ 內側大腿的脂肪會變得緊實。

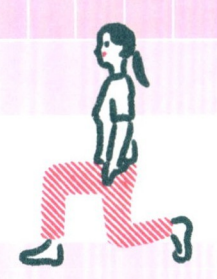

✓ 學會創造曲線的走路方式。

✓ 在穩定骨盆的同時，可以運動肋骨。

起始姿勢的重點

單膝跪地的姿勢／雙膝彎曲90度／
腳尖和膝蓋朝向一致／骨盆面向正前方。

第 5 章　該怎麼做才能解決只能靠遮掩的腰部贅肉呢？

解決常見身形問題 女性體態改善圖鑑

PROCESS. 1

以雙手像拿魔術方塊的方式在胸前擺出姿勢。

▶ 注意不要讓肩膀上抬。

這些地方要注意！

PROCESS. 2

右手向前旋轉，左手向後旋轉，同時將上半身扭轉向左側。

▶ 注意不要讓骨盆隨著動作移動。
▶ 注意不要讓頭部前傾或低頭。

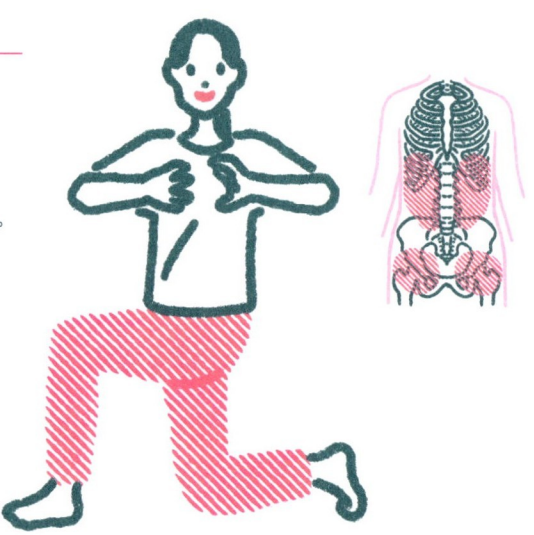

左右交替，進行 **15** 次　目標

使用肘推起扭轉動作來塑造腰線

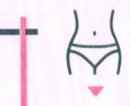

LEARNING / PRACTICE

效果

- ✓ 提升腰線位置，達到修長腿部的效果。
- ✓ 收緊胸下部，提升胸部。
- ✓ 讓腹斜肌（腹外斜肌）更容易使用。

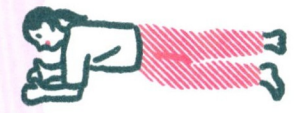

起始姿勢的重點

骨盆朝側躺／肋骨朝向地面／讓肘部位於肩膀下方。

第5章　該怎麼做才能解決只能靠遮掩的腰部贅肉呢？

解決常見身形問題
女性體態改善圖鑑

這些地方要注意！

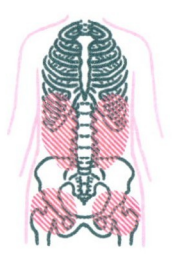

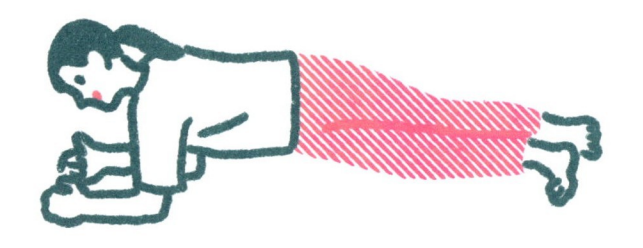

PROCESS. 1

用肘部推壓地板，將身體抬起，直到頭部、肋骨、骨盆呈一直線。

▶注意不要讓骨盆朝向地面。
▶注意不要讓頭部低垂。

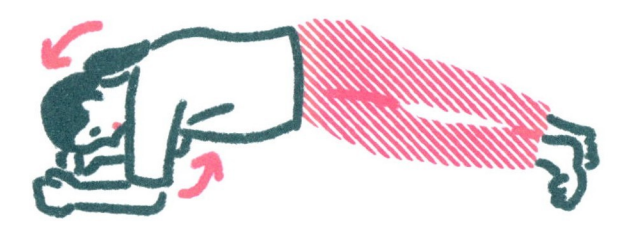

深呼氣可以幫助塑造腰線。

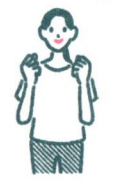

PROCESS. 2

在用肘部推壓地板的同時，像是要窺視肚臍一樣將背部彎曲。

▶注意不要只是頭部動作。

10回　目標

第 6 章

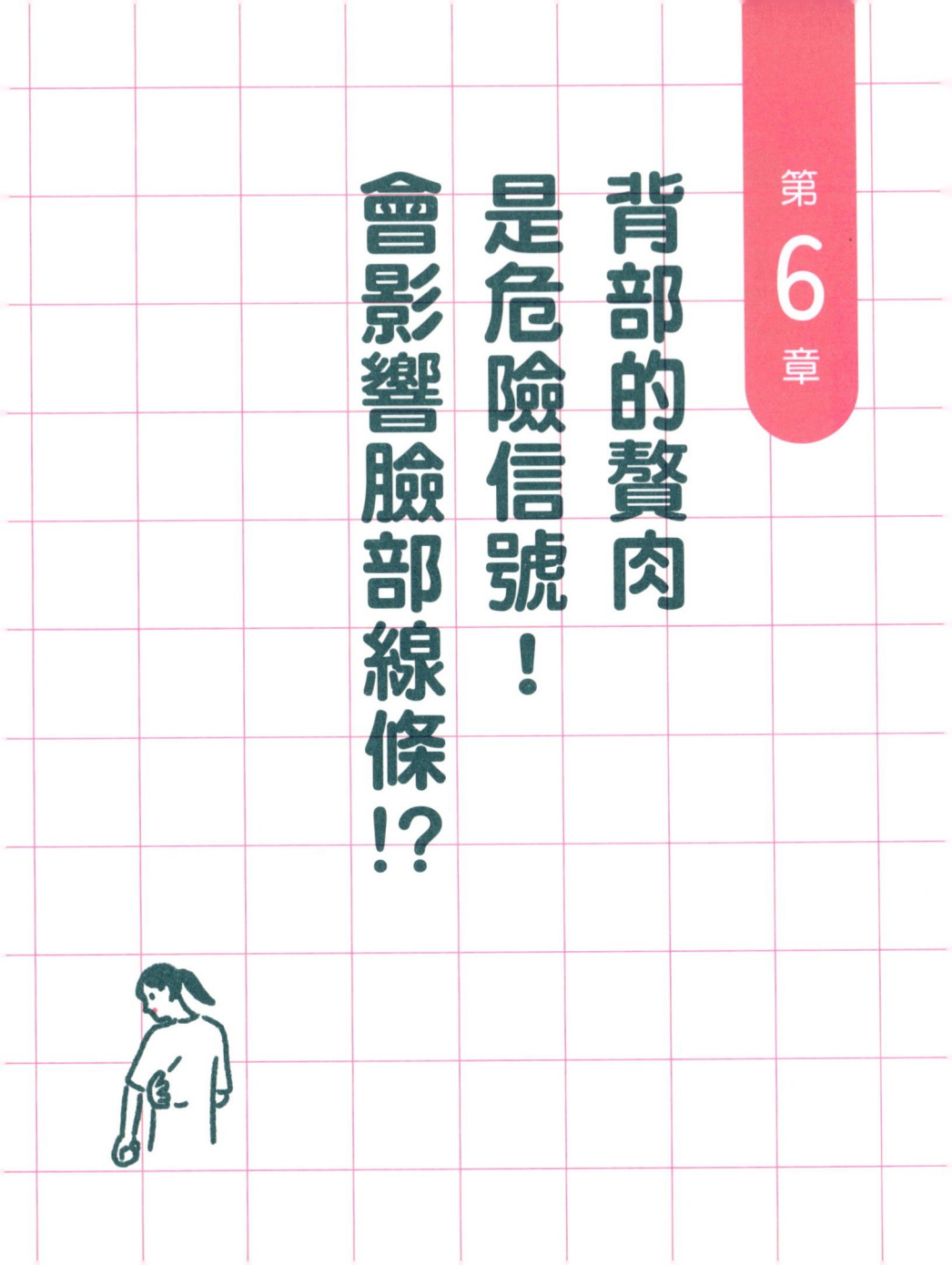

背部的贅肉是危險信號！會影響臉部線條！？

「從胸罩外擠出的肉肉讓人煩惱」、「臉部線條開始鬆弛」、「覺得眼睛下垂變小了」等，這一章將會解釋關於上半身的自卑感。

「背部的贅肉」和「臉部線條的鬆弛」看似沒有關聯，為什麼會在同一章介紹呢？

有這樣想的人嗎？

其實，這兩個自卑感來源有共同之處。

讓我們正確了解自卑感的原因，一起解決「背部的贅肉」和「臉部線條的鬆弛」吧。

查看影片！

背部的贅肉是臉部線條鬆弛的預兆!?

重點

- ✓ 背部的贅肉並非僅僅因為變胖。
- ✓ 背部贅肉和臉部線條鬆弛的原因相同。
- ✓ 頭部和肩膀的位置非常重要。

LEARNING

PRACTICE

解決常見身形問題
女性體態改善圖鑑

第 6 章　背部的贅肉是危險信號！會影響臉部線條⁉

背部贅肉困擾的人的特徵

辦公桌駝背
背部圓凸，下巴抬高。

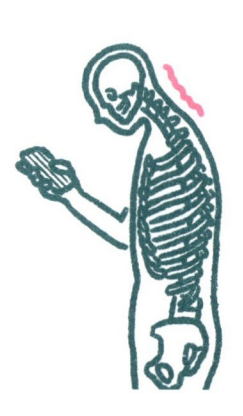

手機頸
頭部垂下，頸部的弧度消失。

我常聽到「最近變胖了，胸罩裡的肉都溢出來了」這樣的困擾，但背部贅肉的原因不僅僅是變胖，**還與頭部、肩膀位置的偏離有關**。

這會導致肩部後側的肌肉被拉長，變得鬆弛，進而產生背部贅肉。

此外，脖子前後的肌肉不平衡，會使得臉部線條鬆弛，甚至出現圓肩。

「背部贅肉」和「臉部線條鬆弛」看似沒有關聯，但引發的原因其實是相同的。

現代人常見的頭部和肩膀位置前傾的姿勢有兩種：「手機頸」和「辦公桌駝背」。

我們可以通過插圖來確認自己是否處於這些姿勢。

把頭部放在正確的位置，臉部輪廓會變得更美麗！

重點

- ✓ 頭部的正確位置＝耳孔應該位於肩膀最外緣（肩峰）上方。

- ✓ 當頭部前移5公分時，頸部的壓力會增加兩倍。

- ✓ 當舌頭位於上顎的前端時，臉部輪廓會更加緊緻。

頭部的正確位置

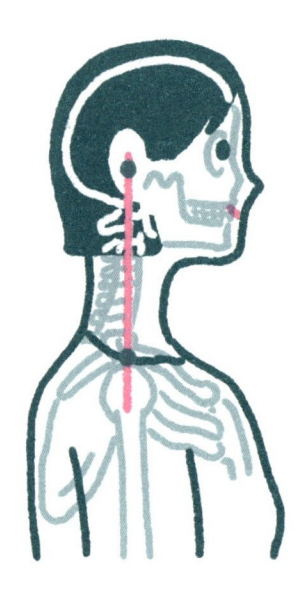

頭部的正確位置＝耳孔應位於肩膀最外緣（肩峰）正上方。

肩膀最外緣（肩峰）正上方是耳孔的位置。這是頭部的正確位置。

如果能夠保持這個狀態，就能夠平衡地運用頸部前後的肌肉，並以最低限度的力量支撐頭部。

當頭部處於正確位置時，舌頭會貼在上顎的前端。

稍微提高視線，並將後腦勺稍微向後拉，看看舌頭是否會向上提起？這個動作是改善臉部輪廓鬆弛的關鍵基礎。**平時應該確認舌頭的位置。**

如果頭部前移5公分，頸部的壓力會增加兩倍。此外，不僅會產生「背部脂肪外露」，還會導致身體變得不緊實、背部到臀部缺乏線條，形成下垂的臀部，甚至胸部也會下垂，這些都會帶來更多的身體困擾。

第 6 章　背部的贅肉是危險信號！會影響臉部線條!?

解決常見身形問題 女性體態改善圖鑑

知道肩胛骨的正確位置，擺脫背部脂肪外露！

LEARNING

PRACTICE

重點

- ✓ 身材線條美麗的人，肩胛骨向前傾斜約30度。
- ✓ 如果肩胛骨過度擴展，會使肩膀上升，並且容易形成駝背。
- ✓ 如果肩胛骨過度收攏，則「曲線肌肉」的作用會變得不容易發揮。

肩胛骨的正確位置

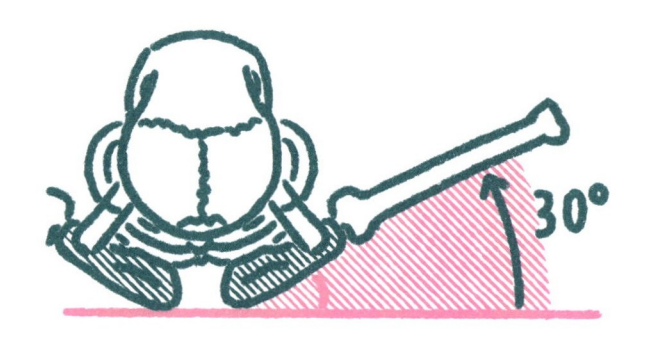

擁有美麗身形的人,其肩胛骨大約會向前傾斜30度。
當肩膀與手臂位於肩胛骨的線上時,則是理想的狀態。

肩胛骨覆蓋在肋骨外圍,從頭頂往下看大約呈現向前傾斜30度。如果肩膀與手臂位於這條線上,**頸部會顯得修長,從臉部線條到肩部的輪廓會顯得更加美麗。**

30度也是肩胛骨穩定且能順暢活動的角度,因此在進行上半身鍛鍊時,留意這個角度可以提升效果。

另一方面,若肩膀與手臂的位置超過30度向前傾斜,肩胛骨會過度擴展,導致「辦公室駝背」。此外,頭部也會被拉向前,進一步形成「手機頸」。

如果試圖將肩膀與手臂的位置過度向後拉至超過30度,肩胛骨則會過度內縮,這會讓前鋸肌與腹外斜肌等「曲線肌肉」變得難以發揮作用。

肩胛骨過度向外擴展或過度內縮都會產生困擾,因此需要特別注意。

頸部前側（胸鎖乳突肌）伸展運動，放鬆頸部前方的肌肉

LEARNING PRACTICE

效果

- ✓ 頭部恢復到正確的位置。
- ✓ 臉部線條的鬆弛感得以改善。
- ✓ 鎖骨線條更為明顯。

起始姿勢的重點

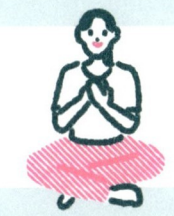

盤腿而坐／調整肩膀與骨盆的左右高度一致／雙手交叉按壓鎖骨下方的胸部位置。

第 6 章　背部的贅肉是危險信號！會影響臉部線條!?

解決常見身形問題 女性體態改善圖鑑

PROCESS. 1

想像將下巴向上突出，抬頭看向上方。

▶ 將舌頭貼於上顎的前端能提升效果。
▶ 注意不要讓背部彎曲。

目標　保持 20 秒

\ 這些地方要注意！/

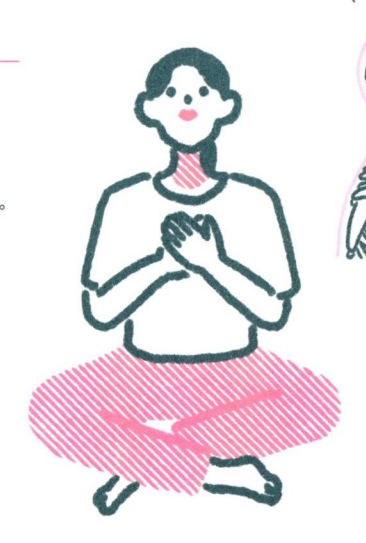

PROCESS. 2

將下巴向斜上方抬起。

▶ 將舌頭貼於上顎的前端能提升效果。
▶ 如果能感覺到頸部至鎖骨的肌肉被拉伸，那就正確了。

目標　左右交換，各保持 20 秒

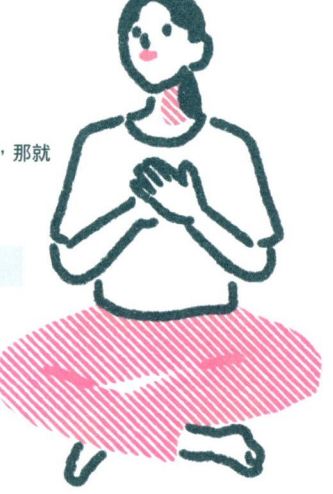

透過頸部與肩部（斜方肌）伸展放鬆頸後肌肉

LEARNING / PRACTICE

效果

- ✓ 改善肩膀隆起，讓脖子看起來更修長。
- ✓ 使臉部線條更漂亮。
- ✓ 將肩胛骨恢復到正確位置，緩解頸部僵硬與肩膀痠痛。

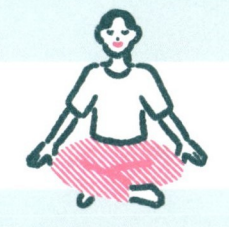

起始姿勢的重點

盤腿而坐／雙手向兩側伸展（向前30度），指尖輕觸地面。

PROCESS. 1

將頭部向正側方傾斜。

▶ 想像未傾斜方向的指尖向遠處延伸。
▶ 如果感覺到頸部被拉伸,就是理想的狀況。

這些地方要注意!

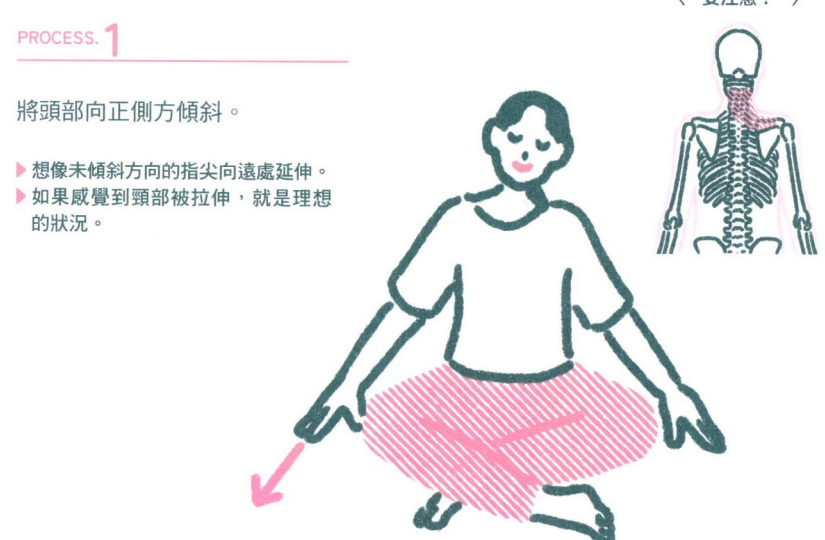

PROCESS. 2

將頭部向斜下方傾斜。

▶ 如果感覺到頸部後側被拉伸,就是理想的狀況。
▶ 與其專注於傾斜頭部,不如集中於指尖的延伸。

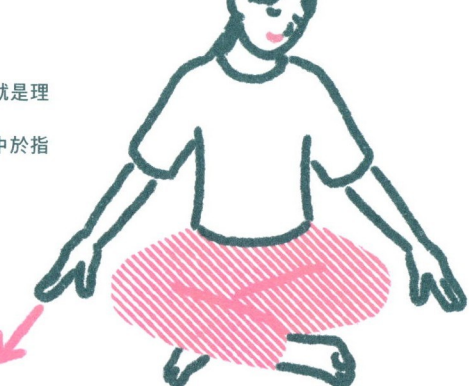

目標:每個步驟左右互換,各保持 20 秒

將肩膀恢復至正確位置

透過胸部（大胸肌、小胸肌）伸展運動

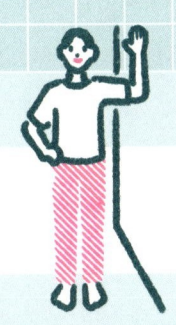

LEARNING PRACTICE

效果

- ✓ 放鬆胸部肌肉。
- ✓ 改善圓肩，矯正駝背。
- ✓ 讓肩胛骨恢復至正確位置，緩解頸部和肩膀的僵硬。

起始姿勢的重點

將手肘以上部分靠牆站立／手肘與肩膀保持同一高度。

第 6 章　背部的贅肉是危險信號！會影響臉部線條!?

這些地方要注意！

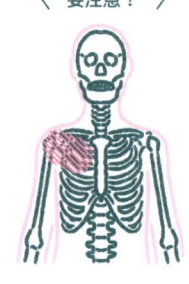

PROCESS. 1

靠牆側的腳往前跨一步，
身體往牆的反方向扭轉。

- ▶ 注意避免腰部過度彎曲。
- ▶ 想像將胸部肌肉向橫側拉伸。

PROCESS. 2

將手肘放在高於肩膀的高度，並將身體向牆相反的方向扭轉。

- ▶ 想像將胸部肌肉向斜上方拉伸。
- ▶ 手肘位置越遠離身體越好。

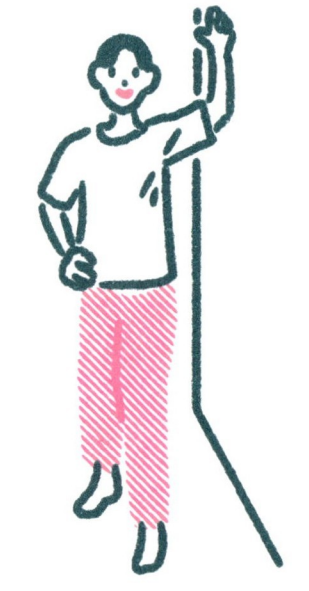

目標　每個動作左右交替，各保持 20 秒

- 187 -

透過下巴內收運動 將頭部調回正確位置

LEARNING PRACTICE

效果

- ✓ 形成頸椎的自然曲線。
- ✓ 幫助頭部位置記住應在的正確位置。
- ✓ 改善「手機頭」與「辦公桌駝背」問題。

起始姿勢的重點

保持頭部、肋骨、骨盆成一直線，坐在椅子上／膝蓋間距約為一個拳頭寬。

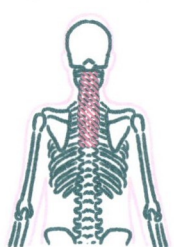

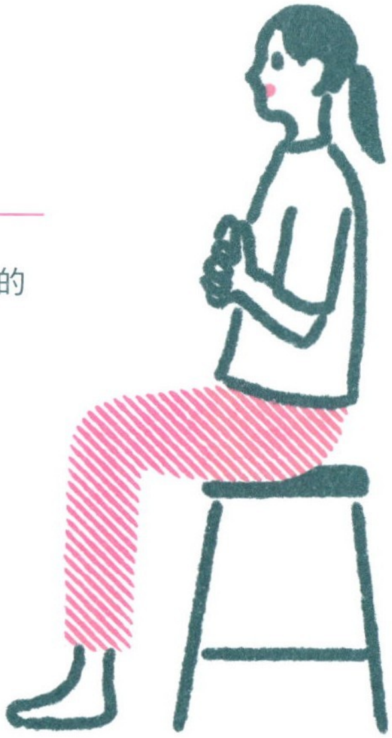

PROCESS. 1

雙手交疊，按住胸口下方的胃部位置。

▶ 注意肩膀容易上抬。

這些地方要注意！

PROCESS. 2

將頭向後拉

▶ 想像喉嚨前端斜向上拉伸的感覺。
▶ 注意不要讓胸口下方的位置向前突出。

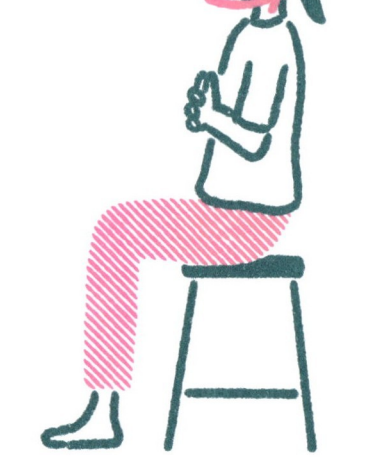

保持10秒，重複5組 目標

第 6 章　背部的贅肉是危險信號！會影響臉部線條!?

解決常見身形問題　女性體態改善圖鑑

透過上背部伸展運動 將頭部恢復到正確的位置

效果

- ✓ 形成頸椎的自然曲線。
- ✓ 頭部的位置會被記住，回到應有的位置。
- ✓ 改善「手機頸」與「辦公桌駝背」問題。

起始姿勢的重點

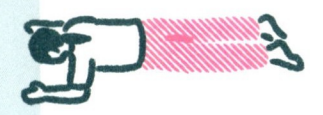

俯臥著躺著／確保肘部與肩平行，腳趾朝內／避免將下巴拉得太低，將鼻尖輕輕貼向地面。

\ 這些地方要注意！／

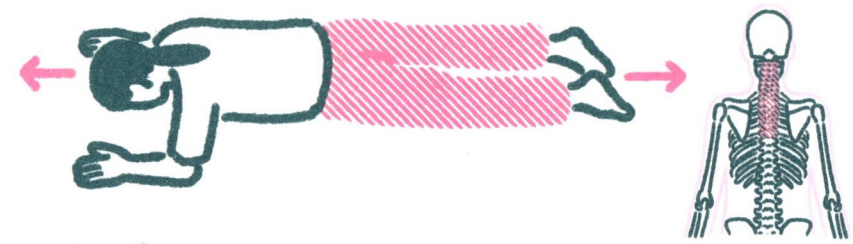

PROCESS. 1

如同插圖中的箭頭那樣,將頭頂和腳底延伸。

▶ 若能感受到腹部深處被提起的感覺,表示做得很好。

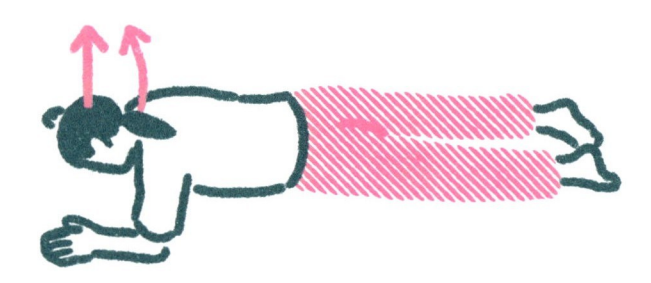

做的時候,
保持舌頭貼在上顎的前端。

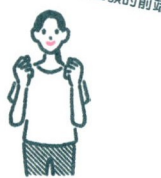

PROCESS. 2

只將頭部拉向天花板方向。

▶ 想像將喉嚨向斜上方拉伸。
▶ 將肘部儘量放得遠一些。
▶ 若腹部放鬆,腰部會容易過度彎曲,請注意。

保持 10 秒,重複 5 組　目標

透過 W 訓練收緊肩胛骨周圍

LEARNING PRACTICE

效果

- ✓ 肩胛骨回到正確位置，姿勢得到改善。
- ✓ 從脖子到肩膀的線條變得更加漂亮。
- ✓ 改善背部的贅肉。

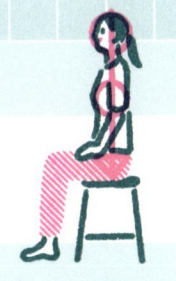

起始姿勢的重點

使頭部、肋骨和骨盆保持一條直線坐在椅子上／腳寬和膝寬保持拳頭一個寬度。

第 6 章 背部的贅肉是危險信號！會影響臉部線條!?

這些地方要注意！

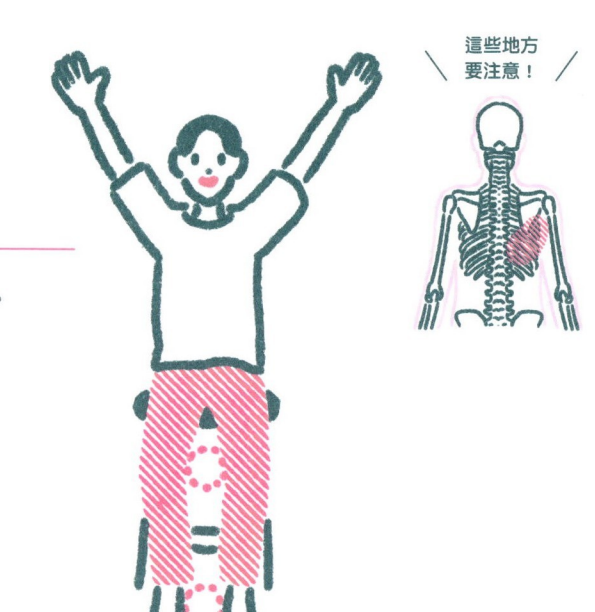

PROCESS. 1

雙手舉起做萬歲動作。

▶ 注意頭部不向前低下。
▶ 將腳尖正對前方。

PROCESS. 2

彎曲手肘，讓手肘靠近身體，重複進行PROCESS.1和2。

▶ 輕輕彎曲小指可以提高效果。
▶ 如果能感覺到從手臂根部到背部正有效的作用，那就很好。

目標 20次

第 7 章

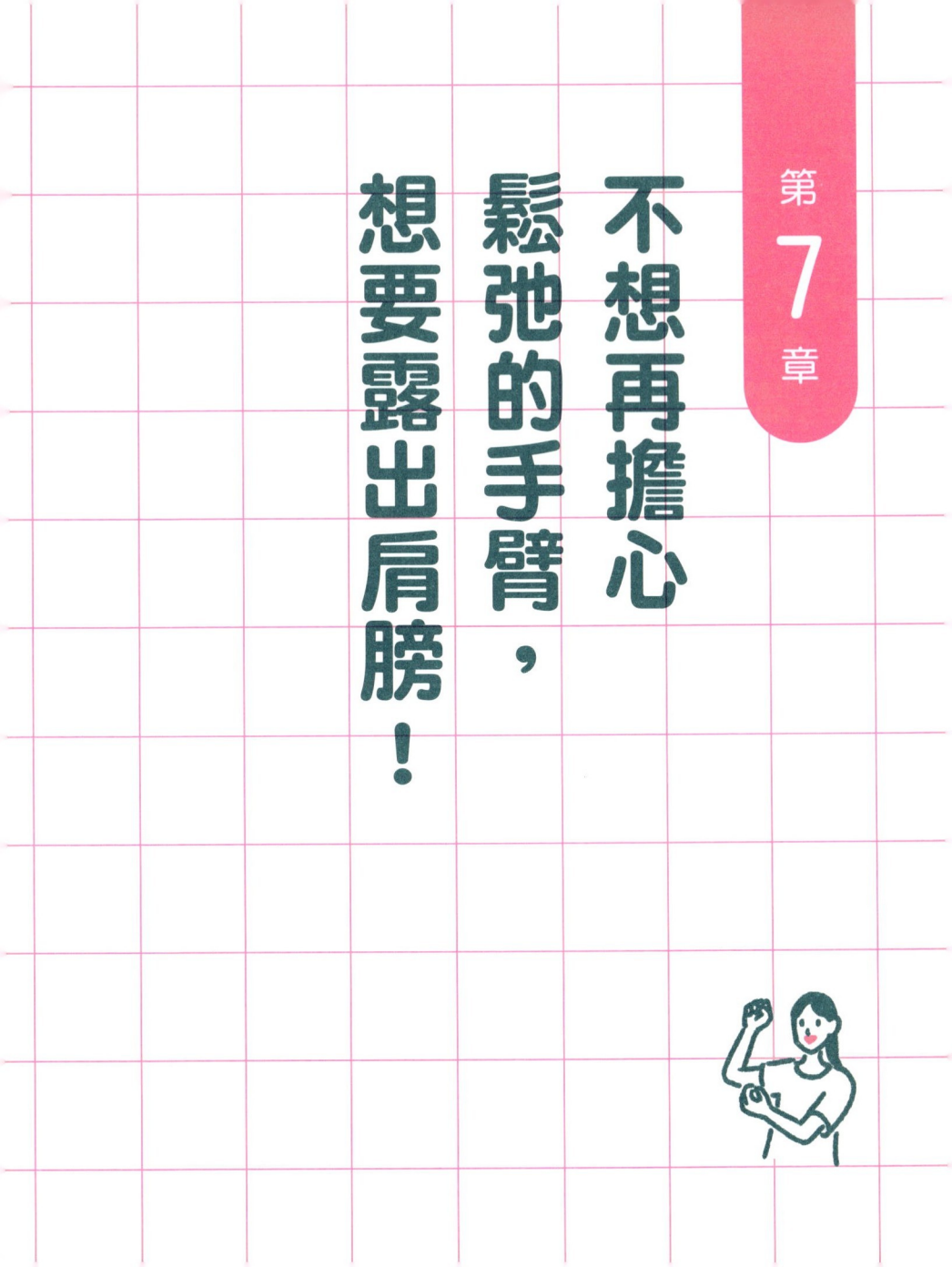

不想再擔心鬆弛的手臂，想要露出肩膀！

解決常見身形問題 女性體態改善圖鑑

「當我揮手時，上臂會晃動，讓我很在意」、「為了遮掩上臂的鬆弛，常常選擇袖子較寬的衣服」，這些問題可能是很多人對上臂鬆弛感到困擾的原因。

雖然有許多針對上臂的運動，但如果在沒有正確理解上臂變粗原因的情況下進行，可能會使手臂變得更粗。

讓我們依照（放鬆）→（拉伸）的順序進行，來解決上臂鬆弛的問題吧。

查看影片！

上臂變粗的意外原因

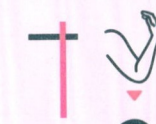

重點

- ✓ 由於肩膀的位置或手臂骨骼的角度，上臂會顯得比較細。
- ✓ 如果運動順序錯誤，手臂反而會變得更粗。
- ✓ 伸展二頭肌，並使用上臂的肌肉是非常重要的。

LEARNING

PRACTICE

上臂的外觀

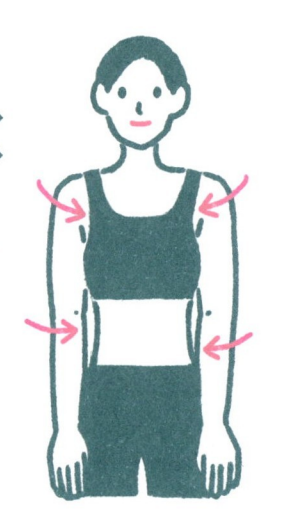

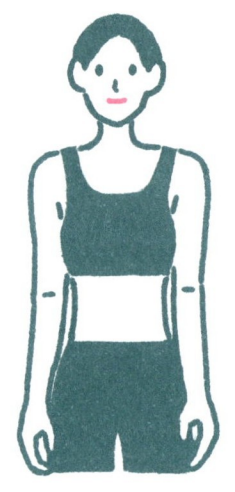

✗ 手臂看起來粗

○ 手臂看起來細

由於肩膀的位置或手臂骨骼的角度，上臂的粗細會看起來不同。

第 7 章　不想再擔心鬆弛的手臂，想要露出肩膀！

上臂變粗的原因是，由於長時間保持手機姿勢或工作時的駝背，導致肩膀內縮，肘部彎曲。

肩膀內縮會使手臂看起來自然變粗。此外，**淋巴和血液流動不暢，會導致廢物難以排出，並使上臂的脂肪燃燒變得更困難**，從而引發許多問題。

此外，長時間保持彎曲的肘部姿勢會過度使用二頭肌，反而讓另一側的上臂肌肉（肱三頭肌）變得懈怠，使得上臂的脂肪更容易下垂。

因此，應該伸展過度使用的二頭肌，並積極使用已經鬆弛的上臂肌肉。

但是，進行上臂的運動時，如果肩膀的位置不正確，可能會讓手臂變得更粗，必須格外小心。

上肢淋巴釋放運動，促進淋巴流動和血液循環，讓手臂和肩部更加緊實

LEARNING / PRACTICE

效果

- ✓ 手臂和肩部周圍的脂肪變得更加緊實。
- ✓ 肩膀回到正確的位置。
- ✓ 由於淋巴流動改善，手臂感覺更輕盈。

起始姿勢的重點

坐在椅子上／雙腳寬度和膝蓋寬度約為一個拳頭的寬度／用右手的大拇指輕輕按壓左側腋下的淋巴結。

第 7 章 不想再擔心鬆弛的手臂,想要露出肩膀!

解決常見身形問題 女性體態改善圖鑑

PROCESS. 1

在按壓淋巴結的同時,將左臂向內側和外側扭動。

▶ 如果從手臂根部開始動作,就是正確的。

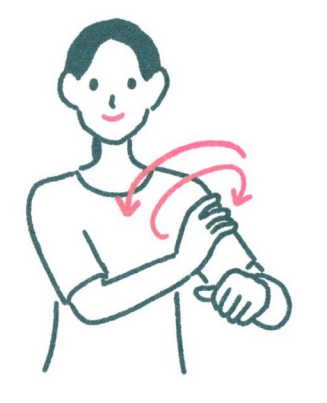

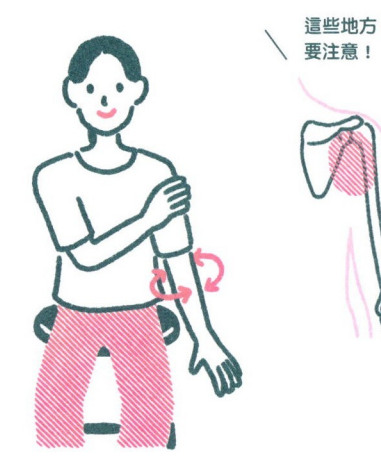

這些地方要注意!

PROCESS. 2

在按壓淋巴結的同時,彎曲肘部並轉動手臂。按照內轉→外轉的順序進行。

▶ 如果能夠大幅度轉動,連胸部也會一起動起來,那就更好了。

PROCESS. 3

從肘部到腋下的方向,輕輕按摩上臂。

▶ 想像著在促進淋巴流動。
▶ 讓自己專注於「輕柔地撫摸」。

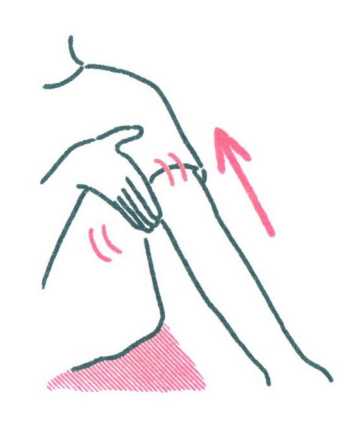

目標 每個步驟左右交替,進行 **15** 次

透過指反彈伸展來放鬆頸部和肩膀

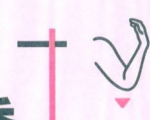

LEARNING PRACTICE

效果

✓ 可以緩解頸部、肩膀和肱二頭肌的緊張。

✓ 可以將肩膀調整回正確的位置。

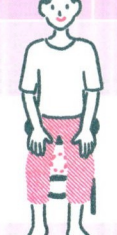

✓ 使上臂的肌肉（肱三頭肌）更容易使用。

起始姿勢的重點

坐在椅子上，讓頭部、肋骨和骨盆保持在一條直線上／雙腳寬度和膝蓋寬度與拳頭寬度相同。

第 7 章　不想再擔心鬆弛的手臂，想要露出肩膀！

PROCESS. 1

手掌朝前，將除了大拇指之外的手指壓在大腿上。

▶ 注意肩膀容易抬起。
▶ 從手指根部開始壓住。

這些地方要注意！

PROCESS. 2

保持手指壓在大腿上，同時將肘部靠近大腿。

▶ 慢慢地將肘部靠近。
▶ 注意不要讓手指根部離開大腿。

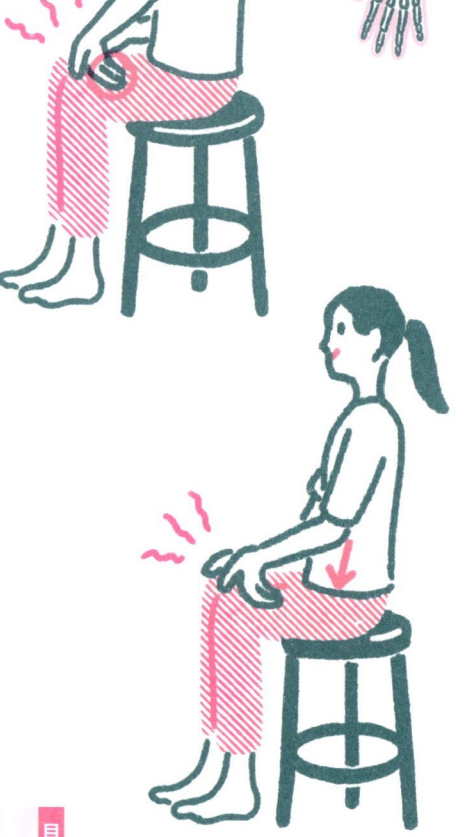

目標　左右交替，每次保持 **20** 秒，共做 **2** 組

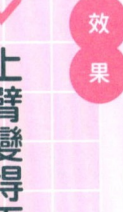

透過雙槓屈臂支撐運動讓肩胛骨更加明顯並緊實上臂

效果

- ✓ 上臂變得更加緊實。
- ✓ 透過使用斜方肌下部，讓肩胛骨下降，達到頸部變長的效果。
- ✓ 被埋藏的肩胛骨變得更加明顯。

LEARNING PRACTICE

起始姿勢的重點

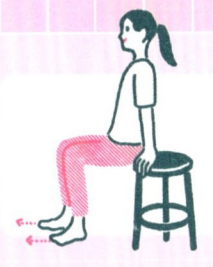

屁股稍微放在椅子上／雙手放在臀部旁邊／腳寬、膝寬與一個拳頭寬度相等／手指稍微指向外側。

第7章 不想再擔心鬆弛的手臂,想要露出肩膀!

解決常見身形問題
女性體態改善圖鑑

這些地方要注意!

PROCESS. 1

將手肘彎曲至正後方。

▶ 注意手肘容易向外打開。
▶ 注意肩膀容易上升。

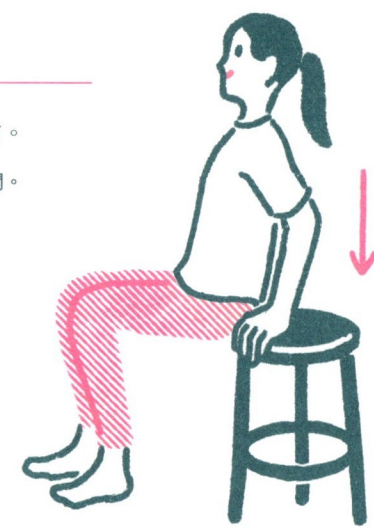

PROCESS. 2

伸直手肘,反覆進行彎曲和伸展。

▶ 如果肩膀位置不穩定,可以將目標改為保持15秒。
▶ 用手腕推壓椅子會更好。

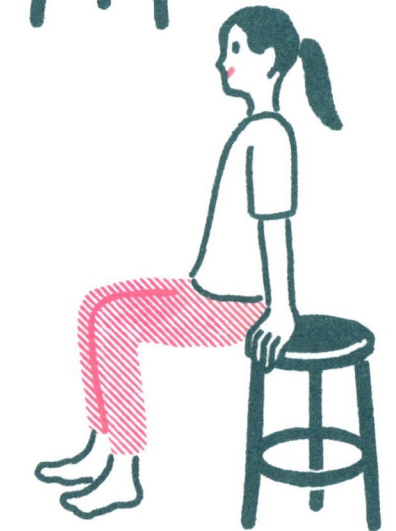

目標 20次

結語

我面對第一次負責的客戶時，總會先傳達一個概念。

那就是……

「擁有一點點的自信」和「意識到自己被他人注視」的感覺。

這正是「身體會改變的人」和「不會改變的人」的區別，也是能夠最大化運動效果的方法。

只需稍微一點，試著對自己說「我很棒」。你的視線會變高，姿勢也會變得更好。

如果你覺得「意識到自己被他人注視」是不可能的，那麼就想像面前有一個極為吸引人的

人。你會不自覺地想要保持良好的姿勢，讓自己看起來更好。

這種意識對於將本書中介紹的**養成正確姿勢的習慣**來說，是非常重要的元素。

我們當下的生活確實非常忙碌。正因為如此，我們應該以享受的心態，逐步積累小小的努力。這才是最直接的捷徑。

只需要改變思維，從**「身體變得更好就能更有自信」變為「擁有自信就能改變身體」**，你的身體將會自然改變。

放心，你會變得更加美麗。

如果這本書能成為「改變身體、改變人生的契機」，同時也能成為「讓你擁有自信的契機」，那將是我最開心的事。

作者簡介

渡部龍哉

Pilates Training Studio hip joint代表。根據醫師推薦以及醫學科學，設計出使身體、腳尖到頭頂線條優美而柔韌的方法，獲得了模特和藝人的信任。他致力於培養指導者，創立了專門塑造身體的ReLine Pilates協會，並在全國各地擁有許多學員。曾出演《世界一受けたい授業》（日本電視台系列）中。著作包括《モデルが始めている10日間で脚からキレイにやせる「美脚トレ」》（寶島社）和《1日1分！ゆる関節ストレッチ》（アスコム）。

[STAFF]

插　畫　　かざまりさ
設　計　　月足智子
DTP　　　美創

オトナ女子のコンプレックス解消図鑑
OTONA JOSHI NO COMPLEX KAISHO ZUKAN
Copyright © 2024 Tatsuya Watanabe
First published in Japan in 2022 by Gentosha Inc.
Traditional Chinese translation rights arranged with Gentosha Inc.
through CREEK & RIVER CO., LTD.

解決常見身形問題
女性體態改善圖鑑

出　　　　版	／楓葉社文化事業有限公司
地　　　　址	／新北市板橋區信義路163巷3號10樓
郵 政 劃 撥	／19907596 楓書坊文化出版社
網　　　　址	／www.maplebook.com.tw
電　　　　話	／02-2957-6096
傳　　　　真	／02-2957-6435
作　　　者	／渡部龍哉
翻　　　譯	／邱佳葳
責 任 編 輯	／黃穡容
內 文 排 版	／謝政龍
港 澳 經 銷	／泛華發行代理有限公司
定　　　　價	／380元
出 版 日 期	／2025年4月

國家圖書館出版品預行編目資料

解決常見身形問題 女性體態改善圖鑑／渡部龍哉作；邱佳葳譯. -- 初版. -- 新北市：楓葉社文化事業有限公司, 2025.04　面；　公分

ISBN 978-986-370-783-7（平裝）

1. 塑身　2. 姿勢　3. 運動健康

425.2　　　　　　　　　　　114002218